药学导论

主　编　黄欣碧
副主编　赵卫杰
编　者(以姓氏笔画为序)
　　　　韦　超(广西双蚁药业有限公司)
　　　　赵卫杰(广西卫生职业技术学院)
　　　　黄欣碧(广西卫生职业技术学院)
　　　　覃乾汉(广西壮族自治区食品药品
　　　　　　　监督管理局培训咨询中心)

苏州大学出版社

图书在版编目(CIP)数据

药学导论 / 黄欣碧主编. —苏州：苏州大学出版社，2019.8
　　ISBN 978-7-5672-2910-5

　　Ⅰ.①药… Ⅱ.①黄… Ⅲ.①药物学－高等职业教育－教材 Ⅳ.①R9

中国版本图书馆CIP数据核字(2019)第157555号

内容提要

本书是由广西卫生职业技术学院组织编写的高职药学类专业教育教材。作为高职药学各相关专业的专业基础课程教材，本书主要介绍了疾病与药物、医药行业、药品行业从业人员、药学类专业教育和药学类专业学生学业与职业生涯规划的相关基础知识。

本书内容实用性强，富有高职教育特色。除可供高职高专药学类专业学生使用外，还可作为医药工作者的参考读物，以及高中毕业生在高考志愿填报时选择专业的参考读物。

Yaoxue Daolun
药学导论
黄欣碧　主编

责任编辑　倪　青

苏州大学出版社出版发行
(地址：苏州市十梓街1号　邮编：215006)
丹阳兴华印务有限公司印装
(地址：丹阳市胡桥镇　邮编：212313)

开本 787 mm×1 092 mm　1/16　印张 9.25　字数 172千
2019年8月第1版　2019年8月第1次印刷
ISBN 978-7-5672-2910-5　　定价：33.00元

苏州大学版图书若有印装错误，本社负责调换
苏州大学出版社营销部　电话：0512-67481020
苏州大学出版社网址　http://www.sudapress.com
苏州大学出版社邮箱　sdcbs@suda.edu.cn

前言

长期以来，我国药学高等职业教育遵循着从基础到专业的教学体系，学生要到大学二年级才开始接触药学相关知识，且没有一门学科能系统回答学生所学专业就业的岗位有哪些，岗位是如何设置的，需要具备哪些能力，药品行业从业人员组成及职称、职业资格等方面的问题。这对培养学生的药学素养、职业意识非常不利，导致学生职业生涯规划的制定滞后。因此，我们希望编写一本在药学学习上能起到引导作用的书，旨在使学生一进入大学就能够受到药学的启蒙教育，了解药学的发展、药学行业和专业，明确药学工作者的职责和使命，把握学习的方向。

本书正是为适应新形势下全国高等学校高职高专药学类专业教育改革和发展的需要组织编写的，它既是药学教育教学改革的成果，也是适应21世纪时代进步要求的高素质药学类技术技能型人才培养的需要。

本书共分五章，即健康、疾病与药物，医药行业，药品行业从业人员，药学类专业教育，学业与职业生涯规划。通过药学导论的学习，学生明白药物、行业、专业、个人间的关系，明确药学工作者的职责和使命，把握学习的方向。本书内容通俗易懂，有较强的实用性，既可作为药学类专业高职高专教材及医药工作者的参考读物，还能为高中毕业生在高考志愿填报时选择药学类专业提供参考。

本书的编者既有在学校从事多年药学专业课程教学研究且有药品行业工作经历的教师，也有多年从事药品生产工作及药品监督管理工作的行业专家。在本书的编写过程中，我们得到了所在单位的大力支持和帮助，在此一并表示感谢。

由于编者水平有限，书中难免存在疏漏之处，恳请读者批评指正，以便进一步修订完善。

编 者

2019年6月

目录

第一章 健康、疾病与药物 ……… 001
第一节 健康与疾病 ……… 001
第二节 药物与药学 ……… 007

第二章 医药行业 ……… 013
第一节 概述 ……… 013
第二节 药品监督管理体系 ……… 030
第三节 药品生产企业 ……… 040
第四节 药品经营企业 ……… 053
第五节 医疗机构药学部门 ……… 068
第六节 药学事业性机构和组织 ……… 081

第三章 药品行业从业人员 ……… 087
第一节 概述 ……… 087
第二节 药品行业技能人员职业资格 ……… 090
第三节 药品行业专业技术人员职业资格 …… 100

第四章 药学类专业教育 ……… 107
第一节 药学教育体系 ……… 107
第二节 广西卫生职业技术学院药学类专业介绍 ……… 115

第五章 学业与职业生涯规划 ……… 129
第一节 学业规划 ……… 129
第二节 职业生涯规划 ……… 133

参考文献 ……… 140

第一章

健康、疾病与药物

第一节 健康与疾病

一、健康的基本概念

（一）健康

健康是个永恒的话题，是生命存在的最佳状态，是人们希望拥有的最重要的财富之一。长期以来，人们把健康理解为"不生病"，只有在生病时才感觉健康有了问题，才去寻医问药。显然，这种理解是片面的。世界卫生组织（WHO）关于健康的定义是：健康是身体上、精神上和社会适应上的完好状态，而不仅是没有疾病和虚弱。从健康的定义可以看出，健康不仅是身体上的完好，还包括精神（心理、道德）上和社会适应上的完好，这就是人们所指的身心健康。也就是说，一个人只有在躯体、心理、社会适应和道德四方面都健全，才是完全健康的人。全面健康须以生理健康为基础，心理健康为条件，环境健康作保障。

1. 躯体健康

躯体健康一般是指人体生理的健康，即人体的组织结构完整和生理功能正常。躯体健康标准包括：① 精力充沛，睡眠良好，能从容担负日常工作；② 身体适应外界环境变化能力强；③ 能抵抗感冒和普通传染病；④ 体重适中，身体匀称，头、肩、四肢功能协调；⑤ 眼睛明亮，反应敏锐，眼睑不发炎；⑥ 无龋齿，无牙痛，牙龈颜色正常，无出血；⑦ 头发有光泽，无头屑；⑧ 肌肉丰满，皮肤富有弹性，脏器结构功能正常。

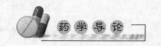

2. 心理健康

人的心理活动包括感觉、知觉、思维、记忆、智力、情感、意志和行为等。世界卫生组织制定的心理健康标准如下：智力正常；善于协调和控制情绪；具有较强的意志和品质；人际关系和谐；能主动地适应和改善现实环境；保证人格的完整和健康；心理行为符合年龄特征。心理健康标准也可简称为"三良"，即良好的个人性格、良好的处世能力、良好的人际关系。心理健康的一般特征表现为热爱生活，适应环境，悦纳他人，自知自爱，情绪稳定，意志健全。

 知识拓展

心理健康的评价

心理健康是一个相对的概念。它不像人的躯体是否健康有明确的生理指标，如脉搏、血压和体温等。要区别心理是否健康就不那么容易，也就是说心理健康是一个相对的概念。因为一个人随时可能产生心境不良，所以个体的心理健康也不是持续的。要区别心理正常与异常尚无一个适用于任何人的任何情景的心理健康标准。因为人的心理世界是复杂多样的，即使一个健康的人，也可能有突发性、暂时性的心理异常。因此，每个人随时随地都可能产生心理问题。心理冲突在当今社会像感冒、发热一样不足为奇。评价一个人是否心理健康，常用的方法是心理测验，对所测得的结果与心理学家编制的有关量值对照进行诊断。除了心理测验外，还可以用仪器，如生物反馈仪等。但最常用的评价方法是自我感觉。一个长期存在情绪困扰和被他人感觉其行为异常的人，应该说不是一个心理健康的人。

3. 道德健康

道德健康包括不以损害他人利益来满足自己的需要，有辨别真伪、善恶、美丑、荣辱等是非观念，能按社会行为规范的准则约束、支配自己的行为。

4. 社会适应良好

社会适应是指一个人在社会生活中的角色适应，包括职业角色，家庭角色及学习、娱乐中的角色转换与人际关系等方面的适应。社会适应良好不仅要具有较强的社会交往能力、工作能力和广博的文化科学知识，能胜任个人在社会生活中的各种角色，而且能创造性地取得成就贡献于社会，达到自我成就、自我实现。缺乏角色意识、发生角色错位是社会适应不良的表现。

健康是人类生存的基本权利之一。维护个体和群体的健康，是社会组织和每个社会成员的共同义务。社会组织有责任优质、公正地为社会成员提供使其保持健康的必要条件；社会成员也应增强健康意识，自觉参与到保障大众健康的工作中去。

（二）亚健康

1. 亚健康的概念

亚健康是指非病非健康状态，人体处于健康和疾病之间，即机体内出现某些功能紊乱，但未影响行使社会功能，主观上有不适感觉，是健康与疾病的中间阶段。故亚健康又称"次健康""第三状态""中间状态""游离状态""灰色状态"等。

2. 亚健康的表现

除少数意外损伤可以使人体在瞬间从健康状态进入疾病状态外，通常人体的代谢、功能、形态从健康到疾病的转变，都有一个从量变到质变的或长或短的亚健康过程。在这个过程中，机体各系统的生理功能和代谢过程活力降低，适应与恢复能力减退。亚健康的特征是周身疲乏无力，情绪低落颓废，失眠，休息质量不高，注意力不易集中，肌肉关节酸痛，消化功能减退，可导致接近临界水平的血压及血脂、血黏度等的升高与免疫功能的紊乱。亚健康在心理上的具体表现为情绪低沉，反应迟钝，失眠多梦，白天困倦，记忆力减退，烦躁，焦虑，易惊，等等。亚健康状态是现代社会普遍存在的社会问题。

3. 造成亚健康的因素

造成亚健康的因素很多，主要有以下几方面。

（1）过度紧张和压力。研究表明，长时期的紧张和压力对健康有四害：一是引发急慢性应激，直接损害心血管系统和胃肠系统，造成应激性溃疡、血压升高、心率增快，加速血管硬化进程和心血管事件发生；二是引发大脑应激疲劳和认知功能下降；三是破坏生物钟，影响睡眠质量；四是造成免疫功能下降，导致恶性肿瘤和感染的发病机会增加。

（2）不良生活方式和习惯。高盐、高脂肪和高热量饮食，大量吸烟和饮酒及久坐不运动是造成亚健康的最常见原因。

（3）环境污染的不良影响。水源和空气污染、噪声、微波、电磁波及其他化学、物理因素污染是防不胜防的健康隐性杀手。

（4）不良精神、心理因素刺激。这是心理亚健康和躯体亚健康的重要原因之一。

人体亚健康状态具有动态性和两重性，或回归健康，或转向疾病。医务人员的责任就是自觉研究人体亚健康问题，积极促进其向健康转化。亚健康个体也应通过自我调控来强化营养、心理、社会等因素对健康的正面影响。

二、自我保健与药学服务

保健是指疾病出现之前所采取的有利于保持健康的措施和行为的总和。

（一）自我保健

1. 自我保健的产生背景

随着经济的发展，许多国家（尤其是发展中国家）开始经历以感染性疾病为主要威胁向非感染性的慢性疾病转换的过程，生活方式与健康的关系越来越密切。疾病的预防、健康教育及个人保健在卫生保健体系中占有相对重要的地位。1998年5月，在日内瓦召开的第51届世界卫生大会审议通过了世界卫生组织（WHO）提出的"21世纪人人享有卫生保健"的全球卫生战略。保健是基本人权，而对保健这一基本人权的维护就是关注自己的健康，关爱生命。

2. 自我保健的定义

自我保健是指个人为自己及家庭成员、亲友在日常生活中所采取的有益于自我身心健康的行为，包括维护健康、预防疾病、自我诊断、自我治疗（包括自我用药）、自我护理及在医疗机构诊治后的继续自我康复。

3. 自我保健方法和措施

（1）自我检测：包括一些基本生命体征的测量等。

（2）自我判断：知道什么情况可以自我处理，什么情况应该及时就医。

（3）自我治疗：对单纯、症状轻微的小伤小病，自己可采取饮食、生活调理、服药、体育疗法、行为疗法、保健按摩、磁疗、冷敷等手段，祛病健身。

(4) 自我护理：为自己及他人提供必要的疾病预防和护理帮助。

(5) 定期体检：对一些健康问题能够做到早发现、早治疗、早康复。

(6) 预防接种注射。

(7) 生理调节和体育锻炼。

(8) 心理调节及行为矫正。

自我保健是实现"人人享有卫生保健"目标，实行世界卫生组织（WHO）倡导的"健康为人人，人人为健康"的重要标志。

知识拓展
卫生保健的主要形式

卫生保健主要有五种形式：① 自我保健：养成科学的生活习惯和生活方式，注意合理营养，加强个人卫生和饮食卫生，坚持锻炼，保持良好的人际关系；② 家庭保健：家庭成员生活上的相互照顾，心理上的相互支持，患病时的关心与护理；③ 社区保健：以人的健康为中心，以家庭为单位，以社区为范围，以需求为导向，以妇女、儿童、老年人、慢性病病人、残疾人等为重点，解决社区主要卫生问题；④ 社会保健：又称国家保健，即国家和地方政府根据各地社会经济发展情况，组织制订合理可行的卫生发展计划、政策和法律，综合协调社会各部门、各阶层力量，抓住重点，为解决个人、家庭和社区保健问题提供强大的社会支持；⑤ 国际保健："人人享有卫生保健"是卫生保健的全球战略目标，是世界各国均应遵循的长期可持续性卫生发展战略。

（二）药学服务

1. 药学服务的概念

药学服务是指药师运用药学专业知识向公众（含医务人员、病人及其家属）提供直接的、负责的、与药物使用有关的服务（包括药物选择、药物使用知识和药物信息），以期提高药物治疗的安全性、有效性与经济性，从而改善和提高人们的生活质量。

2. 药学服务内容

药学服务是贯穿于整个用药过程的全程服务，包括药物品种的选择、药物剂量、给药方法和途径、药品的提供和给予、患者依从性、治疗效果

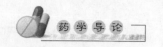

的判断及药品信息的提供等。服务提供既可通过药师个人也可通过一个药师集体合作完成。服务要直接面向需要服务的对象，渗透于医疗保健的日常工作中。

3. 药学服务结果

药学服务结果包括以下四方面：

（1）治愈疾病。

（2）消除或减轻症状。

（3）阻止或延缓疾病进程。

（4）防止疾病或症状的发生。

对患者而言，药学服务可以降低总的医药费用，提高治疗效果和安全性；对医疗机构而言，通过药学服务可以提高整体用药水平，保证治疗的有效性。

4. 药师的责任

在实施全程药学服务过程中，药师应承担以下三方面的责任：

（1）发现潜在或实际存在的用药问题。

（2）解决实际发生的用药问题。

（3）防止潜在用药问题的发生。

三、疾病概述

疾病是有别于健康的生命运动方式。人类对疾病的认识经历了漫长的历史过程。古希腊医学家希波克拉底的液体病理学说提出，疾病是由于体内血液、黏液、黑胆汁、黄胆汁四元素失衡所致。我国中医学说则认为，自然界是由木、火、土、金、水五种基本物质构成的，经由"六淫"（风、寒、暑、湿、燥、火）和"七情"（喜、怒、忧、思、悲、恐、惊）等导致疾病的发生。18—19世纪，西方医学中的组织学和微生物学研究得到极大发展，证明结核、鼠疫等多种传染病是由特殊的病原体进入机体所致。此后，德国病理学家魏尔啸建立了细胞病理学说，指出疾病是致病因素损伤了机体特定细胞的结果，使疾病有了严格的定位，开创了现代疾病观的先河。

现代医学认为，疾病是机体在外界和体内某些致病因素作用下，因自稳态调节紊乱而发生的生命活动异常，此时机体组织、细胞产生相应病理变化，出现各种症状、体征及社会行为的异常。病理变化（简称病变）

是指发生疾病时机体的功能、代谢和形态结构的异常改变，如炎症、损伤、休克、心力衰竭等。症状是指病人主观上的异常感觉和病态改变，如疼痛、乏力、精力不集中、周身不适、恶心、畏寒等。体征是疾病的客观表现，如腹泻、肝脾肿大、心脏杂音、神经反射异常、外周血白细胞水平增高等。社会行为异常是指人际交往、劳动等作为社会成员的活动能力下降、孤独、烦躁及行为异常等。

知识拓展

疾病的原因

引起或促进疾病发生的原因被称为病因。病因大致可分为疾病发生的外界因素（外因）、机体内部因素（内因）、自然环境及社会心理因素等方面。其中，外界因素包括生物性因素（如细菌、病毒、真菌等）、物理性因素（如高温、寒冷、电流、辐射、骨折等）、化学性因素（如强酸、强碱、一氧化碳、铅、有机磷、蛇毒等）、营养性因素（如维生素D、蛋白质、碘、铁、锌等缺乏）；内部因素包括神经内分泌因素（如胰岛素分泌不足、雌激素水平相对过高等）、免疫因素、遗传因素、先天性因素、年龄因素、性别因素、种族因素；自然环境及社会心理因素包括自然环境因素（如气温、季节、空气、水质等）、社会心理因素（如社会制度、社会经济情况、社会结构、生活方式、社会性灾害和社会心理状态等）、医源性疾病（如误诊、误治、不合理用药、器械损伤、免疫接种不当、医务人员用语不当等引起病人心理伤害等）。

（黄欣碧）

第二节 药物与药学

一、药物的起源

药物的起源和发展是与人类生存密不可分的。劳动创造了人类社会，同时也创造了医药。原始时代，人类食物主要是草根、果实等。我们的

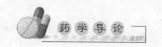

祖先在寻找食物的过程中，发现它们有的香甜可口，有的苦涩难咽，由于饥不择食，不可避免地会误食一些有毒甚至剧毒的植物，以致发生呕吐、腹泻、昏迷等中毒现象甚至死亡；同时也可因偶然吃了某些植物，使原有的呕吐、昏迷、腹泻等症状得以缓解甚至消除。经过无数次的反复试验，口尝身受，逐步积累了辨别食物和药物的经验，也逐步积累了一些关于植物药的知识。这就是早期植物药的发现。

当进入氏族社会后，由于弓箭的发明和使用，人类进入了以狩猎和捕鱼为重要生活来源的渔猎时代。人们在吃到较多的动物的同时，相应地发现了一些动物具有治疗作用，这就是早期动物药的发现。至氏族社会后期，进入农业、畜牧业时代，由于种植、饲养业的发展，人们发现了更多的药物，用药的知识也不断丰富，从而形成了早期的药物疗法。因此可以说，中药的起源是我国劳动人民长期生活实践和医疗实践的结果。故《淮南子·修务训》谓："（神农）尝百草之滋味，水泉之甘苦，令民知所避就。当此之时，一日而遇七十毒。"《史记·补三皇本纪》云："神农氏以赭鞭鞭草木，始尝百草，始有医药。""神农尝百草"虽属传说，但它在客观上却反映了我国劳动人民由渔猎时代过渡到农业、畜牧业时代发现药物、积累经验的艰苦实践过程，也是药物起源于生产劳动的真实写照。

随着历史的发展，社会和文化的演进，生产力的发展，医学的进步，人们对于药物的认识和需求与日俱增。药物的来源由野生药材、自然生长逐步发展到部分人工栽培和驯养，并由动、植物扩展到天然矿物及人工制品。用药知识与经验愈见丰富，记录和传播这些知识的方式、方法也就由最初的"识识相因""师学相承""口耳相传"发展到文字记载。因此，我国古代将记载药物的书籍称为"本草"。

知识拓展

中国古代有名药物专著简介

1.《神农本草经》是我国现存最早的中药学著作，共收载药物365种，其中植物药252种、动物药67种、矿物药46种。按药物功效的不同，分为上、中、下三品。上品120种，功能为滋补强壮，延年益寿，无毒或毒性很弱，可以久服；中品120种，功能为治病补虚，兼而有之，有毒或无毒，当斟酌使用；下品125种，功专祛寒热，破积聚，治病攻邪，多具毒性，不可久服。

2.《新修本草》(又名《唐本草》)是公元659年,由唐朝政府组织编写的药物著作。全书由药图、图经、本草三部分组成,分为玉石、草、木、禽兽、虫、鱼、果菜、米谷、有名未用等九类,共收载药物844种,介绍了药物的性味、产地、采制、作用和主治。它是我国第一部由政府颁布的药典,也是世界上最早的药典。

3.《本草纲目》。明代杰出医药学家李时珍边采访调查,边收集标本,边临床实践,经过长期的考察、研究,历时27年,三易其稿,于公元1578年完成了200多万字的中医药科学巨著《本草纲目》。该书共52卷,收载药物1892种(实核为1897种),改绘药图1109幅,附方11096则,新增药物374种,是古代本草中记载药物最多的一部著作。该书在17世纪就被传到国外,先后被译成日文、法文、英文、德文、俄文等多国文字,作为中国医药学、植物学、矿物学、动物学、化学等专著加以研究,被誉为"东方医药巨典"。

4.《本草纲目拾遗》(1765年)由清代医学家赵学敏所著。全书共10卷,载药921种,它在《本草纲目》之外新增药物716种。它不仅拾《本草纲目》之遗,而且对《本草纲目》已载药物治疗未备、根实未详者,详加补充。卷首列正误34条,对《本草纲目》中的错误加以订正。赵学敏在《本草纲目》的基础上创造性发展了本草学,出色地完成了我国本草学第六次大总结,他是继李时珍之后我国又一位伟大的药物学家。

二、药物的概念

药物是指用于防治人类和动物疾病及对其生理功能有影响的物质。

三、药品的概念与属性

(一)药品概念

《中华人民共和国药品管理法》对药品做出如下定义:药品是指用于预防、治疗、诊断人的疾病,有目的地调节人的生理机能并规定有适应证或者功能主治、用法和用量的物质,包括中药材、中药饮片、中成药、化学原料药及其制剂、抗生素、生化药品、放射性药品、血清、疫苗、血液制品和诊断药品等。

从以上药品概念可以明确的是：首先，药品与其他物质（食品、毒品等）的根本区别是药品有明确和积极的使用目的和方法；其次，以中药材、中药饮片、中成药为代表的传统药和以化学药品、生物制品等为代表的现代药均是药品；最后，药品专指人用药品。

（二）药品的属性

药品具有自然属性、社会属性、法律属性和商品属性。

1. 自然属性

自然属性是药品能够防病治病的物质基础，包括药品的有效性、安全性、稳定性、均一性这些质量特征。

2. 社会属性

药品的社会属性是因其自然属性派生的。药品与人的生命健康息息相关，维系着人类的繁衍和社会发展。这些是药品社会属性的出发点，表现为药品的可及性和福利性。

3. 法律属性

为满足人们的用药需求和保障人民健康，国家制定一系列法律、法规对医药行业加以规范，从而保证药品的质量。这些体现了药品的法律属性。

4. 特殊商品属性

药品是特殊商品，其商品属性反映出药品具有社会产品的一般性质，即经济性和竞争性。其特殊商品的性质反映出药品具有专属性和两重性，即消费者的低选择性、缺乏价格弹性及需求的迫切性。

> **知识链接**
>
> **药品质量的重要性**
>
> 药品质量是指产品或服务能满足国家规定要求和临床需要的特征的总和。药品的质量包括有效性、安全性、稳定性、均一性等方面。药品质量首先要保证药品安全、有效。其中药品的安全性是指按规定的适应证、用法、用量使用药品后，人体产生毒、副反应的程度。药品的有效性是指药品在规定的适应证、用法、用量的前提下，能满足预防、治疗、诊断人的疾病，有目的地调节人的生理机能的要求。只有安全、有效、合格的药品方可用于临床。

四、药学

(一) 药学的概念

药学一般是指药学科学的简称。药学科学是一门以人体为对象,以医学为基础,以患者为中心,研究人类防治疾病所用药物的科学。

(二) 药学的范畴

药学所涉及的专业知识较多、较广,主要包括以下主干学科。

1. 药剂学

药剂学是研究药物制剂的处方设计、基本理论、制备工艺和合理应用的一门综合性技术科学。药剂学包括基础药剂学(物理药学、生物药剂学、药物动力学)、工业药剂学、医院药剂学(临床药学、调剂学),其在与传统中医药结合的过程中又产生了中药药剂学。

2. 药物化学

药物化学是建立在化学和生物学基础上,对药物结构和活性进行研究的一门学科。药物化学包括药学化学、天然药物化学、中药化学、生物药物化学、物理药物化学、药物分析学等分支学科。

3. 药理学

药理学是一门研究药物与机体间相互作用及其作用规律,为临床合理用药防治疾病提供基本理论的医学基础学科,包括药效学和药动学两部分。药理学与其他药学学科、基础医学及临床医学均有广泛而密切的联系,是一门桥梁性学科。

4. 毒理学

毒理学是从生物医学角度研究化学物质对机体的损害作用及其机制的一门学科。其研究范围包括一般毒理学原理、毒物在体内的运转和代谢、化学物的中毒机制、毒理学的研究方法、化学物的管理和安全性评价程序(包括毒物的一般毒性评价、致畸性和致癌性的预测和评价)。

5. 药事管理学

药事管理学是以现代管理学中"过程质量控制"理论作为基本原理,以药品质量管理过程中起主导作用的医药科学专业技术作为支撑平台,研究影响药品质量的诸多因素及其规律,从而实现人体用药安全、有效、合理的一门学科。

6. 生药学

生药学是指以生药为主要研究对象，对生药的名称、来源、栽培、采制、鉴定、化学成分、用途、组织培养、资源开发与利用进行研究的一门学科。其中生药也就是天然药物，即取自某天然物（如植物、动物、矿物）的整体或整体的一部分，或者把它简单加工以后而得到的药物。它可以是鲜品，也可以是干燥品。生药学包括矿物药学、药用植物学、药物鉴定等分支学科。

7. 中药学

中药学是研究中药基本理论和各种中药的来源、采制、性能、功效、临床应用等知识的一门学科。而方剂学是在中药学的基础上，研究治法与方剂配伍规律及其临床应用。

8. 临床药学

临床药学是以患者为对象，研究药物及其剂型与机体相互作用和应用规律的一门综合性学科，旨在用客观科学指标来研究具体患者的合理用药。临床药学涉及药物治疗学、临床药理学、临床药动学、药物经济学、药物流行病学、医药伦理学等学科。

也可以说，药学的含义是研究药品的来源、性状、分析鉴定、作用、用途、生产制造加工、经营调配分发、使用、管理及其药学职业的科学。

> **课堂活动**
>
> 1. 药物和药品是否相同？二者的区别是什么？
> 2. 药品是一种特殊商品，其特殊性体现在哪些方面？

（黄欣碧）

第二章 医药行业

第一节 概述

医药产业是按国际标准划分的15类国际化高技术产业之一,也是世界上公认的最具发展前景、世界贸易增长最快的产业之一。医药产业链结构如图2-1所示。

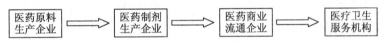

图2-1 医药产业链结构

广义的医药行业分为医药工业和医药商业两大组成部分(图2-2)。其中医药工业又分为化学原料药制造业、化学制剂制造业、生物制剂制造业、中药饮片加工业、中成药制造业、卫生材料制造业、制药设备制造

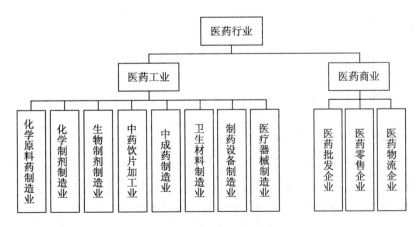

图2-2 医药行业的构成

业、医疗器械制造业八大子行业；医药商业分为医药批发企业、医药零售企业和医药物流企业等。

狭义的医药行业仅包括医药产品的生产环节，是指对资源（物料、能源、设备、工具、资金、技术、信息和人力等），按照市场需求，通过加工制造转化为可供人们使用的医疗工业品与消费品的行业。其主要门类包括化学原料药及制剂、中药材、中药饮片、中成药、抗生素、生物制品、生化药品、放射性药品、医疗器械、卫生材料、药用包装材料。

医药产品（含药品和医疗器械等）是特殊的商品，关系人类的生存与健康。医药产业是传统产业、现代产业和高技术产业相结合及集第一、第二、第三产业为一体的产业，是为人民防病治病、康复保健、提高民族素质的特殊产业，是一个多学科先进技术和手段高度融合的高科技产业群体，是高技术、高风险、高投入、高回报的产业。它不但与人民的生命健康息息相关，而且还与国计民生和国家安全密切相关，涉及国民健康、社会稳定和经济发展。

医药行业与化工、机械、电子、种植等行业有着非常密切的技术经济联系。我国医药行业中的许多制药企业就是由化工、机械、轻工等行业转产而成的。医药行业是我国国民经济的重要组成部分，医药工业在国民经济中所占的比重可以通过计算药品总销售额与国内生产总值（GDP）的比例来间接地考察。医药行业在国民经济中的地位表现出动态稳定性特征，我国药品总销售额的增长略快于GDP的增长。

医药行业与人的生命密切相关，对于保护和增进人民健康、提高生活质量，为防病治病、救灾防疫、军需战备及促进经济健康、持续发展和社会进步均具有十分重要的作用。只要生命不息，医药行业的发展就永不停止。人类在生存发展的过程中会出现各种疾病，这将促使医药业不断进行科学技术研究，因此，医药行业被誉为"永不衰落的朝阳产业"。

一、医药行业发展现状

（一）医药工业发展现状

医药工业是关系国计民生的重要产业，是"中国制造2025"和培育发展战略性新兴产业的重点领域，是推进健康中国建设的重要保障。"十二五"期间，我国医药工业快速发展，在保护和增进人民健康、应对自然灾害和公共卫生事件、促进经济社会发展等方面发挥了重要作用。随着医疗体制改革的稳步推进、人口老龄化进程的加快和居民消费收入水平的提高，近几年来，我国医药行业的工业增加值总体上处于持续、稳定、快速发展阶段。"十三五"时期是全面建成小康社会的决胜阶段，也是我国医药工业整体跃升的关键时期。

国家药品监督管理局（NMPA）2019年5月9日发布的《2018年度药品监管统计年报》显示：截至2018年11月底，全国共有原料药和制剂生产企业4441家；全国实有医疗器械生产企业1.8万多家，其中可生产一类产品的企业7513家，可生产二类产品的企业9189家，可生产三类产品的企业1997家。

工信部医药工业主要经济指标数据（表2-1）显示：我国八大子行业医药工业主营业务收入在"十二五"期间后三年分别为21681.6亿元、24553.16亿元、26885.19亿元，同比增长分别为17.9%、13.05%、9.02%，增速有所减缓。"十三五"前两年规模以上医药企业主营业务收入分别为29635.86亿元、29826.0亿元，同比增长分别为9.92%、12.2%，2017年增速较上年提高2.3个百分点，增速恢复至两位数增长，仍然保持快速增长势头。

表2-1　2013—2017年医药工业八大子行业主营业务收入完成情况

单位：亿元

子行业	2013年	2014年	2015年	2016年	2017年
化学原料药制造	3819.90	4240.35	4614.21	5034.90	4991.70
化学制剂制造	5730.90	6303.71	6816.04	7534.70	8340.60
中药饮片加工	1259.40	1495.63	1699.94	1956.36	2165.30
中成药制造	5065.00	5806.46	6167.39	6697.05	5735.80
生物制药制造	2381.40	2749.77	3164.16	3350.17	3311.00
卫生材料制造	1398.20	1662.32	1858.94	2124.61	2266.80
制药设备制造	138.20	158.86	182.02	172.60	186.70
医疗器械制造	1888.60	2136.06	2382.49	2765.47	2828.10
合　计	21681.60	24553.16	26885.19	29635.86	29826.00

数据来源：工信部医药工业主要经济指标。

各子行业医药工业利润总额（表2-2）在"十二五"期间后三年分别为2197.00亿元、2460.69亿元、2768.23亿元，同比增长分别为

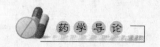

10.13%、12.26%、12.22%，盈利水平保持基本稳定并有所提升。"十三五"前两年规模以上医药企业利润总额分别为3216.43亿元、3519.70亿元，同比增长分别为15.57%、16.6%，增速依然呈两位数增长，保持快速增长水平。

表2-2　2013—2017年医药工业利润总额

单位：亿元

子行业	2013年	2014年	2015年	2016年	2017年
化学原料药制造	284.70	311.82	351.03	445.25	436.10
化学制剂制造	639.40	733.92	816.86	950.49	1170.30
中药饮片加工	94.20	105.25	123.90	138.27	153.40
中成药制造	538.40	597.93	668.48	736.28	707.20
生物制药制造	282.40	321.84	386.53	420.10	499.00
卫生材料制造	142.20	152.39	169.86	191.75	213.90
制药设备制造	16.50	18.26	19.01	15.80	14.70
医疗器械制造	199.20	219.29	232.56	318.49	325.10
合　计	2197.00	2460.69	2768.23	3216.43	3519.70

数据来源：工信部医药工业主要经济指标。

"十二五"期间，规模以上医药工业增加值年均增长13.4%，占全国工业增加值的比重从2.3%提高至3.0%，位居工业全行业前列。在规模效益快速增长的同时，产品品种日益丰富，产量大幅提高，在保供应、稳增长、调结构等方面发挥了积极作用。进入2017年，各子行业的医药工业主营业务收入占整个医药工业总主营业务收入的比例及同比增长情况分别是：化学原料药4991.7亿元（占16.7%），同比增长14.7%；化学制剂8340.6亿元（占28.0%），同比增长12.9%；中成药5735.8亿元（占19.2%），同比增长8.4%；生物制药3311.0亿元（占11.1%），同比增长11.8%；中药饮片2165.3亿元（占7.3%），同比增长16.7%（图2-3）。

从子行业分类的角度来看，各子行业医药工业产业主营业务收入以化学制药为主，具有良好的生产能力，生物制药在整个医药产业所占比重不算大，但发展势头很好，传统的中药在整个医药产业中占有相对重要的地位。

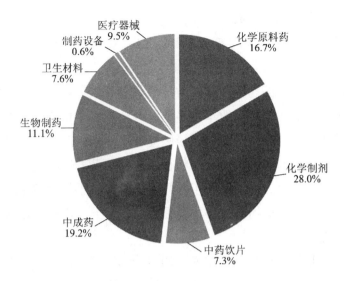

图 2-3　2017 年我国国内医药工业主营业务收入构成示意图

(二) 医药商业发展现状

医药商业是医药行业的子行业，分为零售和批发两大类。医药商业企业是连接医药生产企业和医药消费终端的纽带。医药商品流通行业是国家医疗卫生事业和健康产业的重要组成部分，是关系人民健康和生命安全的重要行业。

改革开放以来，我国药品流通从计划分配体制转向市场化经营体制，行业获得了长足发展，药品流通领域的法律框架和监管体制基本建立，药品供应保障能力明显提升，多种所有制并存，多种经营方式互补，覆盖城乡的药品流通体系初步形成。药品流通领域有药品批发、药品零售和医院门诊药房三个环节。其中，医院门诊药房作为特殊的零售环节，处于垄断地位，长期达到80%以上的药品零售市场份额。经过多年发展，医药流通企业规模不断壮大，市场集中度不断提高，商业销售稳步增长。

1. "十二五" 期间医药商业发展现状

"十二五" 时期，药品流通行业基础建设持续加强，管理体系日益完善，市场机制作用逐步增强，行业呈现出转型发展的新局面。"十二五" 末，全国持有药品批发企业经营许可证的企业数量约为1.35万家，药品零售连锁企业4981家，零售药店门店总数达44.8万家，具有互联网药品交易资质的企业517家，行业保持平稳快速增长；药品批发百强企业销售额占药品批发市场总额的比重提高至86%，药品零售连锁经营率提高至

46%，行业集中度不断提高。

2. "十三五"期间医药商业发展现状

进入"十三五"，随着我国经济进入新常态，经济发展从需求侧拉动转向供给侧的改革，医药卫生体制改革的不断深入，在取消药品加成、推行药品集中采购、医保控费改革等多项医改政策调整形势下，医药流通市场竞争日益激烈。药品流通行业积极顺应政策导向，药品供应的两个重要环节——医院门诊药房和社会药房将被整合，以药养医机制被打破，医院专注于医疗服务供给，药房专注于药品保障供应，围绕大健康战略定位发展，与医疗健康服务供给各方协作，提供全方位、全周期的健康服务，更好地打造"健康中国"。

国家药品监督管理局（NMPA）2019年5月9日发布的《2018年度药品监管统计年报》显示：截至2018年11月底，全国共有《药品经营许可证》持证企业50.8万家，其中批发企业1.4万家，零售连锁企业5671家，零售连锁企业门店25.5万家，零售药店23.4万家；全国共有二、三类医疗器械经营企业51.1万家，其中仅经营二类医疗器械产品的企业29.2万家，仅经营三类医疗器械产品的企业6.7万家，同时经营二、三类医疗器械产品的企业15.2万家。

商务部药品流通行业运行统计数据（表2-3）显示：我国药品流通行业销售总额在"十二五"期间后三年分别为13036亿元、15021亿元、16613亿元，同比增长分别为16.7%、15.2%、10.2%，增速有所减缓。"十三五"前两年药品流通行业销售总额分别为18393亿元、20016亿元，同比增长分别为10.4%、8.4%，2017年增速较上年下降2个百分点，增速仍然持续减缓。

表2-3　2013—2017年药品流通行业运行情况

年份	药品销售规模			药品企业规模（数量）*		
	销售总额/亿元	零售额/亿元	同比增长	批发企业	零售连锁	门店（连锁+零售单体）
2013年	13036	2607	16.7%	16300	3107	423700（152600+271100）
2014年	15021	3004	15.2%	14900	3570	432600（158200+274400）
2015年	16613	3323	10.2%	13500	4981	448100（204900+243200）

续表

年份	药品销售规模			药品企业规模（数量）*		
	销售总额/亿元	零售额/亿元	同比增长	批发企业	零售连锁	门店（连锁+零售单体）
2016年	18393	3679	10.4%	13000	5609	447000（220700+226300）
2017年	20016	4003	8.4%	13100	5409	453700（229200+224500）

数据来源：商务部药品流通行业运行统计分析。

注：* 2013年与2014年统计截止时间为当年年底，2015年、2016年、2017年统计截止时间为当年11月底。

我国医药流通行业经过多年发展，目前已进入较为成熟的阶段，药品流通市场销售规模稳步增长，区域销售规模与区域经济发展水平成正比，行业逐步告别高速增长期，增速显著下降（图2-4）。在国家宏观经济环境总体向好，以及深入推动医药卫生体制改革的背景下，药品流通行业保持平稳发展、结构优化、质量升级的发展态势。

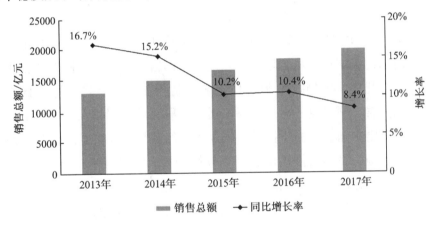

图2-4　2013—2017年药品流通行业销售趋势

二、医药行业的发展趋势

医药产业具有高投入、高产出、高风险、高技术密集型的特点，在世界各国的产业体系和经济增长中都起着举足轻重的作用。各国都把医药产业作为重点产业。它的发展已成为21世纪重要的经济增长点，是目前世界上发展最快、竞争最激烈的高技术产业之一。在我国，医药产业也越来越成为全社会关注的热点，医药产业的健康发展对促进我国早日实现"人人享有卫生健康"的目标有重要意义，是构建社会主义和谐社会的重要内容。

（一）医药工业发展趋势

1. "十二五"期间医药工业发展的突出问题

"十二五"期间，我国医药行业规模以上医药工业规模效益快速增长，创新能力显著提升，质量管理不断加强，技术装备大幅升级，重组整合快速推进，国际化步伐加快。同时，医药工业发展仍然存在一些突出矛盾和问题，主要表现在：原始创新能力不强，基础研究和转化研究能力薄弱，高质量创新成果少；产品质量升级任务紧迫，化学仿制药、中药材和中成药、医疗设备、辅料包材等领域质量标准和质量水平亟待提高；药品供应保障存在短板，低价药、儿童用药和罕见病药短缺情况仍有发生；清洁生产和"三废"治理水平较低，化学原料药可持续发展能力不足；行业集中度低，企业多、小、散，产品同质化和重复建设突出；国际竞争力弱，出口产品附加值低；研发、营销等环节存在不规范行为，影响行业良性竞争和健康发展。

2. "十三五"期间医药工业发展趋势

"十三五"时期医药工业面临较好的发展机遇，其发展形势如下：一是市场需求稳定增长。从全球看，发达经济体医药市场增速回升，新兴医药市场需求旺盛，生物技术药物和化学仿制药在用药结构中所占比重提高；从国内看，国民经济保持中高速增长，居民可支配收入增加和消费结构升级，健康中国建设稳步推进，医保体系的健全、人口老龄化和全面二孩政策的实施都将继续推动医药市场较快增长。二是技术进步不断加快。精准医疗、转化医学、新靶点新机制和突破性的创新药、免疫治疗、细胞治疗等新技术进步加快，医疗器械智能化、网络化、便携化，新型材料广泛应用，互联网、健康大数据与医药产品、医疗服务紧密结合，都给产业升级发展注入了新动力。三是产业政策更加有利。《中国制造2025》将生物医药和高性能医疗器械作为重点发展领域，作为国民经济支柱产业加快培育，为医药工业创新能力、质量品牌、智能制造和绿色发展水平提升提供了有力的政策支持。四是行业监管持续强化。药品医疗器械审评审批改革，试行药品上市许可持有人制度，仿制药质量和疗效一致性评价推进，全过程质量监管加强，将促进技术创新、优胜劣汰和产品质量提升。五是医改政策不断完善。医药卫生体制改革全面深化，公立医院改革及分级诊疗制度加快推进，市场主导的药品价格形成机制逐步建立，药品分类采购政策全面实施，医保支付标准逐步建立，医保控费及医疗机构综合控费措施推行，对医药工业发展态势和竞争格局将产生深远影响。

3. "十三五"期间医药工业的发展目标与任务

"十三五"期间医药工业发展的主要目标如下：一是规模效益稳定增长，主营业务收入保持中高速增长，占工业经济的比重显著提高；创新能力显著增强，研发投入持续增加，创新质量明显提高，质量创新成果实现产业化。二是产品质量全面提高，质量管理规范有效实施，产品质量安全保障加强。三是国家基本药物、常用低价药供应保障体系更加完善，临床用药短缺情况明显改善，临床急需的专利到期药物基本实现仿制上市，应对突发公共卫生事件的应急研发和应急生产能力显著增强。四是国际化步伐明显加快，医药工业整体素质大幅提升。

"十三五"期间医药工业发展的主要任务如下：一是增强产业创新能力，实施创新能力提升工程。完善政产学研用协同创新体系，营造激励创新的政策环境，强化企业技术创新主体地位，加速研发成果产业化，促进科技成果转化和应用；推动创新升级，提升产业化技术水平；加强研发支撑，支持研发项目实施和创新型企业成长。二是提高质量安全水平，实施产品质量升级工程。加强质量体系建设，强化企业质量主体责任，贯彻质量源于设计理念（QbD），建立质量追溯体系，提升全过程质量管理水平；推动提升基本药物质量水平，落实仿制药质量和疗效一致性评价要求，完善中药质量标准体系，实施国家医疗器械标准提高计划，加强药用辅料和直接接触药品的包装材料和容器的标准体系建设，提升质量控制水平；加强质量品牌建设，促进质量安全水平提升和产业升级。三是提升供应保障能力，实施药品供应保障工程。建立药品短缺预警体系，解决罕见病药、儿童用药缺乏和急救药、低价药供应保障能力弱等问题；完善医药储备体系，建立常态短缺药品储备，提升储备资源利用效率；对已有产品开展各种形式的微创新，改善患者体验，满足多样化市场需求。四是推动绿色改造升级，实施医药绿色发展工程。提升行业清洁生产水平，转变以污染物末端治理为主的管理理念，淘汰落后工艺，规范生产和精细操作，减少污染物生成，提高资源综合利用水平，建设绿色工厂和绿色园区；提升行业"环境、职业健康和安全"（EHS）管理水平，最大限度地减少环境污染、安全事故和职业病的发生。五是推进"两化"深度融合，实施医药智能制造工程。以信息技术创新研发设计手段，提高医药工程项目的数字化设计水平，建立从设计到运行维护的数字化管理平台，实现工程项目全生命周期管理；提高生产过程自动化和信息化水平，开发应用基于过程分析技术的智能化控制系统，打造智能化生产，建立质量偏差预警系统，以最大限度地约束、规范和减少员工操作，促进药品生产质量管理规范（GMP）的严格执行，有效保证产品质量稳定。六是优化产业组织结构，引导产业集聚发展。支持企业强强联合，培育具有国际竞争力的大型企业，实施上市许可持有人制度试点，发展专业化委托生产业务，着力化解产能过剩；加强产业集聚区专业化基础设施、服务平台和人力资源条件建设，优化发展空间，提升发展水平。七是提高国际化发展水平，实施国际竞争力提升工程。优化出口结构，促进出口增长，立足原料药产业优势，实施制剂国际化战略，全面提高我国制剂出口规模、比重和产品附加值，大力开拓国际市场；加强国际技术合作，优化投资环境，充分利用国际资源，发掘全球创新成果；引领中药国际标准制定，为中药走出去创造条件；落实"一带一路"建设的要求，推动国际产能合作，提高各环节的国际化经营能力。八是拓展新领域发展新业态，大力推动"互联网＋医药"，发展智慧医疗产品。培育新的健康消费需求，推动家用、养老、康复医疗器械的开发和应用，适应人口老龄化的需要；发展大健康产品，支持医药企业向功能食品、特殊医学用途配方食品、化妆品及保健、预防、治未病等领域延伸；推动生产性服务业和服务型制造发展。

（二）医药商业发展趋势

1. "十二五"期间医药商业发展的突出问题

"十二五"时期医药流通行业取得快速发展，也面临新的机遇与挑战，同时还存在一些突出问题。一是行业结构不合理。药品批发企业的供应能力总体上远大于需求，而在部分边远地区药品供应又明显不足；药品零售企业小、散问题仍然突出；行业集中度和药品零售连锁经营率有待进一步提高。二是流通现代化水平不高。现代医药物流技术尚未广泛采用，流通成本较高；中药材现代流通仓储设施缺乏，流通方式落后；药品供应链管理和信息化水平不高。三是行业服务能力不足。企业以客户为中心的经营理念有待提升；部分企业经营管理不规范，品牌竞争力不足；药学技术人才缺乏，专业服务能力较弱，行业服务大健康的功能未充分发挥。

2. "十三五"期间医药商业发展趋势

"十三五"时期是全面建成小康社会和落实"健康中国"战略目标的重要阶段,是实现医药卫生体制改革目标和药品流通行业转型发展的关键时期。这一时期的药品流通行业发展面临新的机遇与挑战。

在一定时期内,医药流通行业的发展趋势如下:一是药品和健康服务市场需求不断增长。随着我国城镇化建设提速、人口老龄化加快、二孩政策全面放开、居民收入稳步增长等,人民群众对医疗卫生服务和自我保健的需求将大幅增加,药品、保健品和健康服务的市场规模将加快增长。二是医药卫生体制改革持续推进。随着公立医院改革、医保支付制度改革和分级诊疗的推进,我国医疗卫生投入将稳步增加,医疗保障水平将逐步提高,从而大大拓展药品流通行业的发展空间。三是药品流通转型升级需求更加迫切。从自身来看,药品流通行业需要迅速适应流通新业态、新模式的变革,有效满足医药卫生体制改革的要求和人民群众日益增长的健康需求。从外部环境来看,"两票制""医药分开"等政策的实施及"互联网+医药"等模式的创新,都对行业的转型升级提出了新的要求。

3. "十三五"期间医药商业的发展目标与任务

"十三五"期间医药商业的总体发展目标是药品流通行业发展基本适应全面建成小康社会的总体目标和人民群众不断增长的健康需求,形成统一开放、竞争有序、网络布局优化、组织化程度和流通效率较高、安全便利、群众受益的现代药品流通体系。具体目标是培育形成一批网络覆盖全国、集约化和信息化程度较高的大型药品流通企业。药品批发百强企业年销售额占药品批发市场总额90%以上;药品零售百强企业年销售额占药品零售市场总额40%以上;药品零售连锁率达50%以上。

"十三五"期间医药商业的主要任务如下:一是合理规划行业布局,健全药品流通网络。按照医疗卫生事业发展需要,根据本地区经济社会发展水平、城乡建设发展规划、人口数量和结构等实际情况,引导药品流通资源有效配置;构建遍及城乡的流通网络,逐步构建以大型骨干企业为主体、中小型企业为配套补充的现代药品流通网络;提升行业集中度,鼓励药品流通企业通过兼并重组、上市融资、发行债券等多种方式做强、做大,加快实现规模化、集约化和现代化经营。二是提升流通管理水平,打造现代医药供应商。优化药品供应链管理,完善药品供应链集成系统,向供应链上下游提供市场开发、价格谈判、在线支付、金融支持等增值服务及综合解决方案,加快向药品供应链服务商转型发展;发展现代绿色医药物流,推广使用射频识别、自动分拣输送、卫星定位等先进物流技术,发展上下游供应链紧密衔接、仓储资源和运输资源有效整合、多仓协同配送、物流成本经济的新型现代绿色医药物流。三是创新行业经营模式,拓展行业服务功能。推进"互联网+药品流通",推动移动互联网、物联网等信息技术在药品流通领域的广泛应用,开展基于互联网的服务创新,丰富药品流通渠道和发展模式。四是"引进来"与"走出去"相结合,提升行业开放水平。提升行业利用外资质量,吸引境外药品流通企业按照有关政策扩大境内投资,参与国内兼并重组;支持企业对外发展,支持药品流通企业开展形式多样的国际交流与合作,参与药品供应链国际分工,提升国际化发展水平,服务"一带一路"倡议,积极开发"一带一路"沿线国家医药市场,开展与有关国家的医药投资合作。五是加强行业基础建设,提高行业服务能力。完善行业标准体系,提升行业标准的科学性、先进性和前瞻性,进一步健全行业管理和服务标准规范,逐步实现药品高效流转和全程可追溯。

随着新版《药品生产质量管理规范》(GMP)和《药品经营质量管理规范》(GSP)的全面实施,药品监管越来越规范。这不仅是保证和提高药品质量的需要,也是中外药品质量管理规范接轨、促进我国医药更好进入主流国际市场的需要。

知识链接

医药行业的子行业

化学原料药制造业:指供进一步加工药品制剂所需的原料药生产。

化学制剂制造业:指直接用于人体疾病防治、诊断的化学药品制剂的制造。

生物制剂制造业:指利用生物技术生产生物化学药品、基因工程药物的生产活动。

中成药制造业:指直接用于人体疾病防治的传统药的加工生产。

中药饮片加工业:指对采集的天然或人工种植的植物、养殖的动物进行加工、处理的活动。

医疗器械制造业：指单独或者组合使用于人体的仪器、设备、器具、材料或者其他物品，包含所需要的软件的生产活动。

卫生材料制造业：指卫生材料、外科敷料、药用包装材料及其他内外科用医药制品的制造。

医药商业流通行业是连接上游医药生产企业和下游零售终端承上启下的重要环节。医药流通企业从上游医药生产企业采购药品，再批发给下游的医药分销企业、医院、药店等，通过交易差价及提供增值服务获取利润。

医药商业主要是指从事医药批发、零售及医药物流业务等经营活动。

医药批发企业：指将购进的药品销售给药品生产企业、药品经营企业、医疗机构的药品经营企业。

医药零售企业：是指将购进的药品直接销售给消费者的药品经营企业。

医药物流企业：指依托一定的物流设备、技术和物流管理信息系统，有效整合营销渠道上下游资源，通过优化药品供销配运环节中的验收、存储、分拣、配送等作业过程，提高订单处理能力，降低货物分拣差错，缩短库存及配送时间，减少物流成本，提高服务水平和资金使用效益，实现自动化、信息化和效益化。

知识拓展

有关统计术语

工业总产值：指以货币表现的工业企业在报告期内生产的工业产品总量。

工业增加值：指工业企业在报告期内以货币形式表现的工业生产活动的最终成果。它是工业企业全部生产活动的总成果扣除了在生产过程中消耗或转移的物质产品和劳务价值后的余额，是工业企业生产过程中新增加的价值。

主营业务收入：指企业从事某种主要生产、经营活动所取得的营业收入。本项指标在各行业会计制度中的名称不同,在工业企业中称"产品销售收入",在批发及零售企业中称"商品销售收入"。

规模以上企业:这是一个统计术语。一般以年产量作为企业规模的标准,国家对不同行业的企业都制定了一个规模要求,达到规模要求的企业就称为规模以上企业。规模以上企业也分若干类,如特大型企业、大型企业、中型企业、小型企业等。国家在进行统计时,一般只对规模以上企业做出统计,达不到规模的企业就没有统计。规模以上企业分为规模以上工业企业和规模以上商业企业。

规模以上工业企业:指年主营业务收入在2000万元及以上的工业企业。

规模以上商业企业:指年商品销售额在2000万元及以上的批发业企业和年商品销售额在500万元及以上的零售业企业。

同比增长率:一般是指和上一年同期相比较的增长率。某个指标的同比增长率=(现年的某个指标的值-上年同期这个指标的值)/上年同期这个指标的值。

法人企业:指取得法人营业执照、具有法人地位的企业。法人企业包括公司制企业(即有限责任公司、股份有限公司)和非公司制法人企业(多为尚未转制的国有企业、集体企业)。

非法人企业:又称企业非法人,指经工商行政管理机关登记注册,从事营利性生产经营活动,但不具有法人资格的经济组织。企业非法人主要包括个人独资企业、合伙企业、联营企业、企业的分支机构(分公司、办事处、代表处)等。

知识拓展

专栏1 创新能力提升工程

1. 医药制造业创新中心建设。建设药品、医疗器械制造业创新中心,整合政府和社会投入、科研院所和企业研发力量、医疗机构临床研究资源、企业产业化能力等各方面资源,围绕产业发展共性关键技术问题开展合作,实现10~15项重点技术突破,提高全产业链创新能力,促进创新驱动发展。

2. 小微企业创新创业服务平台建设。支持建设创业孵化器、开放实验室、科技成果转化中心等创新创业服务平台,支持小微企业创新活动。

3. 医药产业创投计划。引导社会资本设立50个以上医药产业创投基金,总规模达到100亿元以上,为医药技术创新项目提供投融资支持。

4. 医药研发数据和公共资源平台建设。支持建设和整合疾病临床信息数据库、生物样本库、化合物库、中药化学成分库、药物杂质标准品库、药品包材添加剂数据库,实现数据和资源开放共享,为全行业医药研发提供服务。

知识拓展

专栏2 产品质量升级工程

1. 化学仿制药质量升级计划。全面落实基本药物口服固体制剂质量和疗效一致性评价任务,支持仿制药大品种技术改造和质量升级,支持新型药用辅料的开发应用。

2. 中药材资源可持续利用计划。开展全国中药资源普查,建立中药资源动态监测和技术服务网络,建立中药种质资源保护体系,保护药用种质资源及生物多样性,引导企业建设中药材规范化种植养殖基地。

3. 中药质量提升计划。实施中药振兴发展工程,支持中药饮片、中药基本药物、中药注射剂等重点产品质量提升;制定和提升中药大品种的生产质量控制标准和产品标准,建设中药材全过程追溯体系。

4. 疫苗质量提升计划。以免疫规划疫苗关键品种为主,开发多联、多价疫苗,对现有疫苗进行技术升级和生产工艺优化,完善生产过程质量关键节点控制,健全流通冷链追溯体系,保障疫苗质量安全。

5. 医疗器械质量提升计划。推动基础性、通用性和高风险医疗器械质量标准升级,支持医疗器械企业提高工艺技术水平,开展产品临床质量验证,提升稳定性和可靠性。

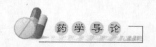

> **知识拓展**
>
> ### 专栏3　药品供应保障工程
>
> 1. 药品生产供应信息体系建设。推动各部门间药品生产统计、招标采购、临床用药、医保支付等信息系统互联和共享，为保障药品供应提供支撑。建立药品短缺预警系统，监测重点品种生产供应，预判药品供应短缺情况，及时发布预警信息。
>
> 2. 小品种药品集中生产基地建设。选择综合实力强、质量管理水平高、小品种药品批件集中的生产企业，在全国布局3～5个小品种药品集中生产基地，提高一批小品种药品的供应保障能力。
>
> 3. 应急药物研发和产业化基地建设。针对新发突发传染病，以及其他危及国家公共卫生安全的应急需求，依托有条件的企业及科研机构，建设军民结合的药品、疫苗快速研发和生产基地，满足疾病防控需要。
>
> 4. 医药储备信息系统建设。实现中央与地方医药储备信息系统互联互通，在线完成储备信息监测和数据查询、储备计划下达、储备品种实时调度，提升应急响应能力。

> **知识拓展**
>
> ### 专栏4　医药绿色发展工程
>
> 1. 绿色生产技术开发应用。以化学原料药为重点，开发应用有毒有害原料替代、生物合成和生物催化、无溶剂分离等清洁生产工艺，提高挥发性有机物无组织排放控制水平和发酵菌渣等"三废"治理水平；推广应用中药材生态生产技术，加强对生产投入品的管理，提高中药材非药用部位、中药工业生产废弃物的综合利用水平。
>
> 2. 绿色工厂示范项目建设。支持按照国际先进标准建设一批低能耗、低排放的绿色示范工厂，推动企业开展清洁生产和节能减排技术改造。

3. 化学原料药绿色园区建设。选择环境承载和环保治理能力强的适宜地区，建设3～5个化学原料药循环经济园区，推动原料药生产集群发展。

知识拓展
专栏5　医药智能制造工程

1. 医药管理信息系统开发应用。支持开发一批符合医药行业特点，应用于研发、生产、质量管理的管理信息系统，重点包括自动化批控制技术、制造执行系统（MES）、过程分析技术（PAT）、过程知识管理系统（PKS）等，以及围绕关键工艺单元操作的具备分析、学习、决策、执行能力的智能化管理系统。

2. 药品智能生产车间建设。支持建设20家以上原料药、制剂智能生产示范车间，综合应用各种信息化技术、设备和管理系统，实现生产过程自动化和智能化；支持建设5家以上应用连续制造技术的药品生产车间，探索药品生产方式从间歇生产到连续生产的转变。

3. 医疗器械自动化生产车间建设。支持建设10家以上针对医疗器械离散化制造特点的自动化生产示范车间，改变多数医疗器械以人工组装、人工测试为主的状况，提高机械组装水平，实现自动化物料配送、质量检测和定制生产，系统提升医疗器械的稳定性和可靠性。

知识拓展
专栏6　国际竞争力提升工程

1. 制剂国际化战略。支持建设一批高标准制剂生产基地，通过欧美药品生产质量管理规范认证。鼓励开展新药、化学仿制药、中药、生物类似药国际注册，实现3～5种新药和200种以上化学仿制药在发达国家市场上市。鼓励企业提升国际市场运营能力，建立面向国际市场的销售渠道，培育中国制造品牌。

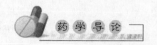

> 2. 境外生产基地建设。支持企业收购或投资建设境外化学原料药、制剂、中药材生产基地，促进产能国际合作，充分利用境外环境资源，更好地服务于当地市场。
>
> 3. 国际技术交流与合作。支持国际人才和技术交流，引进和输出先进产品和技术，鼓励国外企业在国内设立研发、生产基地，开展新药国际多中心临床试验。

（覃乾汉）

第二节 药品监督管理体系

一、药品行政监督管理体系

药品监督管理机构是国家药品监督管理的行政机关。该机构主要依据国家的政策、法律，运用法定权力，对药事进行有效的管理。

20世纪80年代前，医药行政管理是一个分别由石化、商业、轻工、科技、卫生等机构分散、多头管理的系统。进入80年代，随着医药行政管理体制的改革，成立了医药管理局，药品有了专门的医药行业管理和卫生行政部门的质量监督管理部门。1998年，根据《国务院关于机构设置的通知》，组建国家药品监督管理局。随后，各省、自治区和直辖市根据中央和地方体制改革精神和机构设置方案，撤销了医药管理局，组建成立了省级药品监督管理局。省级药品监督管理局为省级人民政府直属的主管药品监督管理的行政执法机构，主管药品监督管理工作，实行省级以下垂直管理体制。

2003年之后，根据《国务院机构改革方案》，在国家药品监督管理局的基础上组建食品药品监督管理部门。该部门在原有职能的基础上，增加对食品的综合协调管理，以及对化妆品、保健品的审批管理。2009年，为适应《食品安全法》对部门监管职责调整的需要，食品药品监管部门承接由原卫生部门承担的餐饮服务食品安全监管职责，将综合协调食品安全、组织查处食品安全重大事故的职责划给卫生部门；随后，各地方省级食品药品监督管理部门将食品药品监督管理体制调整为市、县政府分级管理，食品药品监管部门增加了保健食品、化妆品监管职责。省级食品药品监督管理局由政府直属机构调整为部门管理；市、县食品药品监督管理局独立设置，作为政府工作部门。

2013年，根据第十二届全国人民代表大会第一次会议批准的《国务院机构改革和职能转变方案》和《国务院关于机构设置的通知》，设立国家食品药品监督管理总局（正部级，为国务院直属机构）。"国家食品药品监督管理局（简称SFDA）"改名为"国家食品药品监督管理总局（简称CFDA）"。

2018年，根据第十三届全国人民代表大会第一次会议批准的国务院机构改革方案，对国家食品药品监督管理总局的职责进行整合，组建中华人民共和国国家市场监督管理总局，不再保留国家食品药品监督管理总局。

考虑药品监管的特殊性，根据党的十九届三中全会审议通过的《中共中央关于深化党和国家机构改革的决定》《深化党和国家机构改革方案》和第十三届全国人民代表大会第一次会议批准的国务院机构改革方案，单独组建国家药品监督管理局（简称NMPA，为副部级），由国家市场监督管理总局管理。市场监管实行分级管理，药品监管机构只设到省级，药品经营销售等行为的监管工作由市、县市场监管部门统一承担。

（一）国家药品监督管理局

国家药品监督管理局主管全国药品监督管理工作，设有综合和规划财务司、政策法规司、药品注册管理司（中药民族药监督管理司）、药品监督管理司、医疗器械注册管理司、医疗器械监督管理司、化妆品监督管理司、科技和国际合作司（港澳台办公室）、人事司、机关党委、离退休干部局等机构。国家药品监督管理局的主要职责如下：

（1）负责药品（含中药、民族药，下同）、医疗器械和化妆品安全监督管理。拟订监督管理政策规划，组织起草法律法规草案，拟订部门规章，并监督实施。研究拟订鼓励药品、医疗器械和化妆品新技术新产品的管理与服务政策。

（2）负责药品、医疗器械和化妆品标准管理。组织制定、公布国家药典等药品、医疗器械标准，组织拟订化妆品标准，组织制定分类管理制度，并监督实施。参与制定国家基本药物目录，配合实施国家基本药物制度。

（3）负责药品、医疗器械和化妆品注册管理。制定注册管理制度，严格上市审评审批，完善审评审批服务便利化措施，并组织实施。

（4）负责药品、医疗器械和化妆品质量管理。制定研制质量管理规范并监督实施。制定生产质量管理规范并依职责监督实施。制定经营、使用质量管理规范并指导实施。

（5）负责药品、医疗器械和化妆品上市后风险管理。组织开展药品不良反应、医疗器械不良事件和化妆品不良反应的监测、评价和处置工作。依法承担药品、医疗器械和化妆品安全应急管理工作。

（6）负责执业药师资格准入管理。制定执业药师资格准入制度，指导监督执业药师注册工作。

（7）负责组织指导药品、医疗器械和化妆品监督检查。制定检查制度，依法查处药品、医疗器械和化妆品注册环节的违法行为，依职责组织指导查处生产环节的违法行为。

（8）负责药品、医疗器械和化妆品监督管理领域对外交流与合作，参与相关国际监管规则和标准的制定。

（9）负责指导省、自治区、直辖市药品监督管理部门工作。

（二）省级药品监督管理局

省级药品监督管理局是2018年新一轮机构改革后新成立的政府机构，由省级市场监督管理局管理，为副厅级单位。它负责贯彻落实党中央、国务院和省级党委、政府及国家药品监督管理局关于药品安全监督管理的方针政策和决策部署，承担药品、化妆品、医疗器械监督管理等职责。这标志着省级市场监管体系下药品专业化监管迈入新时代。省级药品监督管理局的主要职能如下：

（1）负责药品、医疗器械和化妆品的安全监督管理。组织起草有关地方性法规和政府规章草案及政策规划，并监督实施。研究拟订鼓励药品、医疗器械和化妆品新技术新产品的管理与服务政策。

（2）监督实施省级药品、医疗器械、化妆品标准和分类管理制度。组织制定药品、医疗器械地方性标准，并监督实施。配合有关部门实施国家基本药物制度。

（3）负责药品、医疗器械和化妆品生产环节的许可及药品批发许可、零售连锁总部许可、互联网销售第三方平台备案。依职责承担药品、医疗器械和化妆品注册管理工作。组织实施执业药师注册工作。

（4）负责省级药品、医疗器械和化妆品质量管理。监督实施药品研制、生产、经营质量管理规范，监督实施医疗器械研制、生产质量管理规范，监督实施化妆品生产卫生标准和技术规范。

（5）负责省级药品、医疗器械和化妆品上市后风险管理。组织开展药品不良反应、医疗器械不良事件和化妆品不良反应的监测、评价和处置工作。依法承担药品、医疗器械和化妆品安全风险监测和应急管理工作。

（6）负责组织实施药品、医疗器械和化妆品监督检查。依法查处药品、医疗器械、化妆品注册和生产环节及药品批发的违法行为，查处药品销售连锁总部及互联网销售第三方平台的违法行为。监督实施问题产品召回和处置制度。完善药品监管行政执法与刑事司法衔接机制。

（7）负责开展药品、医疗器械和化妆品安全宣传、对外交流与合作。推进药品、医疗器械和化妆品行业信用体系建设。

（8）负责指导市县药品监督管理工作。推动落实药品、医疗器械和化妆品安全企业主体责任。

（三）省级药品监督管理局地区、市检查分局

2018年新一轮机构改革后，省级药品监管部门监管任务增加，各省根据各自的具体情况设立地区、市检查分局。一般省级药品监督管理局地区、市检查分局采用将派出机构按照地级市的方式全覆盖设置，设置为副处级。这体现出省级政府对于强化药品、医疗器械、化妆品生产等相对较高风险环节检查的重视，有利于提升药械监管执法的专业性和相对独立性。

各派出机构具体负责辖区内药品、医疗器械和化妆品生产环节，以及药品批发、零售连锁总部、互联网销售第三方平台现场检查、复查，查处相关违法行为。原来由市县药品监管部门负责药品、医疗器械和化妆品生产的检查、处罚，以及药品批发和零售连锁总部日常监管模式均属于靠前监管，机构改革后由省级药监局直接负责日常监管，将面临点多、面广、线长等困难。因此，派驻机构的设置将更能够满足机构改革后药品监管新形势新任务的需要，将职能聚焦于药品监管职责的落实，实现就近监管，及时发现、消除药品安全隐患，及时处置药害事件。

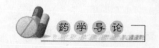

二、药品技术监督管理体系

药品监督管理工作的技术性很强，在实施行政监督的过程中，必须有技术监督的支撑。药品技术监督管理机构是药品监督管理的组成部分，为药品行政监督提供技术支持与保障。2018年开始的新一轮药品监督管理部门机构改革后，原有药品技术体系目前基本保留，职责稍做出了调整。

（一）药品检验机构

1. 中国食品药品检定研究院

中国食品药品检定研究院（以下简称"中检院"，原名为"中国药品生物制品检定所"）是国家药品监督管理局的直属事业单位，是国家检验药品生物制品质量的法定机构和最高技术仲裁机构。

中检院的前身是1950年成立的中央人民政府卫生部药物食品检验所和生物制品检定所。1961年，两所合并为卫生部药品生物制品检定所。1998年，由卫生部成建制划转为国家药品监督管理局直属事业单位。2010年，更名为"中国食品药品检定研究院"，加挂"国家食品药品监督管理局医疗器械标准管理中心"的牌子，对外使用"中国药品检验总所"的名称。

中检院主要设置食品化妆品检定所、中药民族药检定所、化学药品检定所、生物制品检定所、医疗器械检定所、包装材料与药用辅料检定所、实验动物资源研究所、标准物质与标准化研究所、食品药品安全评价研究所、食品药品技术监督所、医疗器械标准管理研究所等机构。中检院的主要职责如下：

（1）承担药品、医疗器械的注册审批检验及其技术复核工作，承担保健食品、化妆品审批所需的检验检测工作，负责进口药品注册检验及其质量标准复核工作。

（2）承担药品、医疗器械、保健食品、化妆品和餐饮服务食品安全相关的监督检验、委托检验、抽查检验及安全性评价检验检测工作，负责药品进口口岸检验工作。

（3）承担或组织药品、医疗器械检验检测的复验及技术检定工作。

（4）承担生物制品批签发相关工作。

（5）承担药品、医疗器械和餐饮服务食品安全相关标准、技术规范及要求、检测方法制定或修订的技术复核与验证工作，承担保健食品、化妆品技术规范、技术要求及检测方法的制定或修订工作。

（6）承担药用辅料、直接接触药品的包装材料及容器的注册检验、监督检验、委托检验、复验及技术检定工作，以及承担相关国家标准制修订的技术复核与验证工作。

（7）负责药品、医疗器械国家标准物质的研究、制备、标定、分发和管理工作。

（8）负责生产用菌毒种、细胞株的检定工作，承担医用标准菌毒种、细胞株的收集、鉴定、保存、分发和管理工作。

（9）承担实验动物质量检测和实验动物保种、育种和供种工作。

（10）承担有关药品、医疗器械和保健食品广告及互联网药品信息服务的技术监督工作。

（11）承担全国食品药品监管系统检验检测机构的业务指导、规划和统计等相关工作，组织开展药品研究、生产、经营相关单位及医疗机构中的药品检验检测机构与人员的业务指导工作。

（12）组织开展药品、医疗器械、保健食品、化妆品和餐饮服务食品安全相关标准研究及安全监测和质量控制新方法、新技术研究。

（13）承担国家食品药品监督管理局科技管理日常工作，承担保健食品、化妆品和餐饮服务食品安全相关专家委员会的日常工作。

（14）承担严重药品不良反应或事件及医疗器械不良事件原因的实验研究。

（15）组织开展药品、医疗器械、保健食品、化妆品和餐饮服务食品安全相关检验检测工作的国际交流与合作。

2. 省级食品药品检验所

省级食品药品检验所为省级食品药品监督管理部门履行食品安全综合监督、组织协调和对重大安全事故查处职能提供技术支撑。其主要职责如下：

（1）承担本辖区内药品的监督检验、注册检验、强制检验、复核检验和委托检验工作。

（2）承担上级主管部门委托的辖区内药品抽验计划的组织实施工作；承担国家和本辖区药品计划抽验和检验工作；提供本辖区内药品质量公告所需的技术数据和质量分析报告。

（3）承担国家药品标准起草、修订及药品注册试行标准转正的有关技术复核和检验工作。

（4）承担国家食品药品监督管理局授权的药品检验。

（5）承担辖区内药品检验机构业务技术工作的指导、检查和协调。

（6）承担对下级药品检验所检验项目资格认定的组织实施等工作。

（7）承担国家标准物质原料的初选工作，参加由中国食品药品检定研究院组织的国家标准品、对照品的协作标定工作。

（8）开展药品质量标准、检验方法、标准物质等与药品质量分析相关的研究工作及药品安全性、有效性相关的研究工作。

（9）开展对本辖区药品生产、经营企业，医疗机构检验部门的业务指导和培训工作。

（10）负责收集、整理、综合上报和反馈本辖区内药品质量信息。

3. 地区、市级食品药品检验所

地区、市级食品药品检验所的主要职责如下：

（1）承担全市药品、食品、保健食品和化妆品的质量监督检验、检测、评价性检验和委托检验，综合上报和反馈药品、食品、保健食品和化妆品质量信息。

（2）承担医疗机构药品制剂质量标准的拟订、修订和药品生产企业质量标准的研究及起草工作，协助上级药品检验机构开展质量标准的拟订、修订工作。

（3）开展有关药品、食品、保健食品和化妆品检测方法和检测新技术的科研工作。

（4）负责药品不良反应、医疗器械不良事件和药物滥用信息的收集、核实、评价、上报等工作；负责指导不良反应报告单位的监测技术工作；负责开展与监测相关的科研和培训工作。

（5）承担对县（市）药品检验所及辖区内药品、食品、保健食品和化妆品的生产、供应、使用单位质量检验机构的业务技术指导和人员培训。

（6）协助食品药品监督管理部门开展药品、医疗器械、保健食品、化妆品和消费环节食品的监督执法和突发事件的应急处置工作。

（7）开展与食品、化妆品、药品质量技术监督有关的交流合作工作。

（二）国家药典委员会

国家药典委员会（原名称为"卫生部药典委员会"）成立于1950年，

负责组织编纂《中华人民共和国药典》（以下简称《中国药典》）及制定、修订国家药品标准，是法定的国家药品标准工作专业管理机构。药典委员会的常设办事机构实行秘书长负责制，下设办公室、人事处、业务综合处、药品信息处、中药处、化学药品处、生物制品处等处室，以及《中国药品标准》杂志社等分支机构。国家药典委员会的主要职责如下：

（1）编制《中国药典》及其增补本。

（2）组织制定和修订国家药品标准，以及药用辅料、直接接触药品的包装材料和容器的技术要求与标准。

（3）参与《中国药典》和国家药品标准执行情况的评估。

（4）负责《中国药典》和国家药品标准的宣传培训与技术咨询。

（5）参与拟订药品、药用辅料、直接接触药品包装材料和容器标准的管理制度，建立和完善药品标准管理体系及相关工作机制。

（6）组织开展药品标准化战略、药品标准管理政策和技术法规研究，承担药品医学临床信息的分析评估工作。

（7）开展药品标准相关国际交流与合作，参与国际药品标准适用性认证合作活动和国际药品标准制定或修订工作。

（8）负责药品标准信息化建设。

（9）负责组织《中国药典》配套丛书及《中国药品标准》等刊物的编辑、出版和发行。

（10）根据《药典委员会章程》，负责药典委员会有关工作会议的组织协调及服务保障工作。

（三）国家药品监督管理局药品审评中心

国家药品监督管理局药品审评中心的主要职责如下：

（1）负责药物临床试验、药品上市许可申请的受理和技术审评。

（2）负责仿制药质量和疗效一致性评价的技术审评。

（3）承担再生医学与组织工程等新兴医疗产品涉及药品的技术审评。

（4）参与拟订药品注册管理相关法律法规和规范性文件，组织拟订药品审评规范和技术指导原则并组织实施。

（5）协调药品审评相关检查、检验等工作。

（6）开展药品审评相关理论、技术、发展趋势及法律问题研究。

（7）组织开展相关业务咨询服务及学术交流，开展药品审评相关的国际（地区）交流与合作。

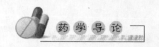

（8）承担国家局国际人用药品注册技术协调会（ICH）相关技术工作。

（四）国家药品监督管理局食品药品审核查验中心

国家药品监督管理局食品药品审核查验中心的主要职责如下：

（1）组织制定与修订药品、医疗器械、化妆品检查制度规范和技术文件。

（2）承担药物临床试验、非临床研究机构资格认定（认证）和研制现场检查，承担药品注册现场检查，承担药品生产环节的有因检查，承担药品境外检查。

（3）承担医疗器械临床试验监督抽查和生产环节的有因检查，承担医疗器械境外检查。

（4）承担化妆品研制、生产环节的有因检查，承担化妆品境外检查。

（5）承担国家级检查员考核、使用等管理工作。

（6）开展检查理论、技术和发展趋势研究、学术交流及技术咨询。

（7）承担药品、医疗器械、化妆品检查的国际（地区）交流与合作。

（8）承担市场监督管理总局委托的食品检查工作。

（五）国家药品监督管理局药品评价中心（国家药品不良反应监测中心）

国家药品监督管理局药品评价中心（国家药品不良反应监测中心）的主要职责如下：

（1）组织制定与修订药品不良反应、医疗器械不良事件、化妆品不良反应监测、上市后安全性评价及药物滥用监测的技术标准和规范。

（2）组织开展药品不良反应、医疗器械不良事件、化妆品不良反应、药物滥用监测工作。

（3）开展药品、医疗器械、化妆品的上市后安全性评价工作。

（4）指导地方相关监测与上市后安全性评价工作。组织开展相关监测与上市后安全性评价的方法研究、技术咨询和国际（地区）交流合作。

（5）参与拟订、调整国家基本药物目录。

（6）参与拟订、调整非处方药目录。

（六）国家药品监督管理局医疗器械技术审评中心

国家药品监督管理局医疗器械技术审评中心的主要职责如下：

（1）负责对申请注册的境内第三类医疗器械产品进行技术审评。

(2) 负责对申请注册的进口医疗器械产品进行审评。

(3) 参与起草医疗器械注册管理相关法规规章和规范性文件，参与制定相关医疗器械技术审评规范并组织实施。

(4) 组织开展相关审评业务咨询服务。

(5) 负责对地方医疗器械技术审评工作进行业务指导和技术支持，参与相关医疗器械注册核查工作。

（七）国家药品监督管理局执业药师资格认证中心

国家药品监督管理局执业药师资格认证中心的主要职责如下：

(1) 开展执业药师资格准入制度及执业药师队伍发展战略研究，参与拟订完善执业药师资格准入标准并组织实施。

(2) 承担执业药师资格考试相关工作。组织开展执业药师资格考试命审题工作，编写考试大纲和应试指南。负责执业药师资格考试命审题专家库、考试题库的建设和管理。

(3) 组织制定执业药师认证注册工作标准和规范并监督实施。承担执业药师认证注册管理工作。

(4) 组织制定执业药师认证注册与继续教育衔接标准。指导拟订执业药师执业标准和业务规范，协助开展执业药师相关执业监督工作。

(5) 承担全国执业药师管理信息系统的建设、管理和维护工作，收集报告相关信息。

(6) 指导地方执业药师资格认证相关工作。

(7) 开展执业药师资格认证国际交流与合作。

（八）国家中药品种保护审评委员会（国家市场监督管理总局食品审评中心）

国家中药品种保护审评委员会（国家市场监督管理总局食品审评中心）的主要职责如下：

(1) 负责国家中药品种保护审评委员会的日常工作。

(2) 负责组织国家中药保护品种的技术审查和审评工作。

(3) 配合制定或修订中药品种保护的技术审评标准、要求、工作程序及监督管理中药保护品种。

(4) 负责组织保健食品的技术审查和审评工作。

(5) 配合制定或修订保健食品技术审评标准、要求及工作程序。

(6) 协助制定保健食品检验机构工作规范并进行检查。

（7）负责化妆品的技术审查和审评工作。

（8）配合制定或修订化妆品审评标准、要求及工作程序。

（9）受委托指导地方食品生产经营许可业务工作。

（覃乾汉）

第三节 药品生产企业

我国药品生产工业发展迅速，特别是进入20世纪80年代后，在改革开放的方针指导下，制药工业一直保持着较快的发展速度，成为国民经济中发展最快的行业之一，是社会公认的朝阳行业。

一、药品生产企业概述

（一）药品生产企业概念

药品生产企业是指生产药品的专营企业或者兼营企业。药品生产企业具有企业的基本性质和特征：（1）经济性，即通过商品生产和交换，为他人（或组织）提供使用价值，借以实现商品的价值。（2）营利性，即其生产、经营活动以获取利润为目的。（3）独立性，即它独立完成一个生产过程，独立核算，自负盈亏，是一个独立的经济实体。药品生产企业除具有一般生产企业的特点外，还有以下几个特点：一是药品生产企业在追求经济效益的同时必须比一般企业更加讲求社会效益；二是在企业的开办条件及生产要求等方面受到更加严格的监督与管理；三是负有质量自检的责任和不符合质量标准的药品不得出厂的义务；四是负有对物料、中间产品和成品进行留样的责任和进行药品不良反应监测与报告的义务。

（二）药品生产企业分类

药品生产企业按照生产药品类型不同可分为化学原料药厂、化学制剂药厂、生物制剂药厂、中成药厂、中药饮片厂；按企业承担经济责任的不同分为股份有限公司、有限责任公司；按规模大小不同分为特大型、大型、中型和小型制药企业等。

（三）药品生产企业任务

药品生产是将原料加工制备成能供医疗使用的药品的过程，包括原料药生产和药物制剂生产。药品生产企业应遵照国家法律法规，严格执行药品质量管理规范，按照规定的生产工艺要求生产出质量合格的药品，确保人民用药安全、有效。

二、开办药品生产企业的条件

药品是特殊商品，为强化国家对药品生产的监督管理，确保药品安全有效，开办药品生产企业除必须按照国家关于开办生产企业的法律法规规定履行报批程序外，还必须具备开办药品生产企业的条件。开办药品生产企业的条件如下：（1）具有依法经过资格认定的药学技术人员、工程技术人员及相应的技术工人；（2）具有与其药品生产相适应的厂房、设施和卫生环境；（3）具有能对所生产药品进行质量管理和质量检验的机构、人员及必要的仪器设备；（4）具有保证药品质量的规章制度。

知识链接

开办药品生产企业申报审批程序

第一步，申办人首先向省级食品药品监督管理部门申请筹建，经批准后，开始筹建。第二步，筹建完成后，申请取得药品生产许可证。第三步，持药品生产许可证到当地工商部门办理登记注册，取得营业执照。第四步，自取得药品生产证明文件或者经批准正式生产之日起30日内，按照规定向药品监督管理部门申请药品生产质量管理规范（GMP）认证。受理申请的药品监督管理部门应当自收到企业申请之日起6个月内，组织对申请企业是否符合GMP进行认证，认证合格后，颁发认证证书。取得GMP认证证书的药品生产企业即可正式投入生产药品。

三、药品生产企业内部机构设置

药品生产企业的组织机构要与现代化的生产相适应，要与实施《药品生产质量管理规范》（GMP）相适应。各企业组织机构不会完全相同。药品生产企业内部机构的基本设置如图2-5所示。

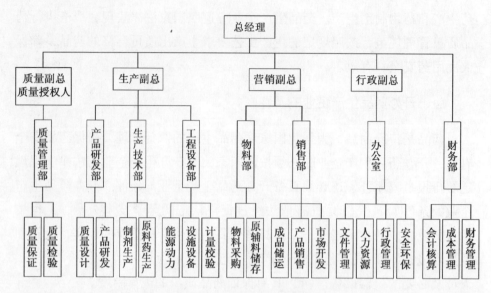

图 2-5 药品生产企业组织机构图

  知识链接

《药品生产质量管理规范》

《药品生产质量管理规范》（简称 GMP）是药品生产和质量管理的基本准则，适用于药品制剂生产的全过程和原料药生产中影响成品质量的关键工序。大力推行 GMP，是为了最大限度地避免药品生产过程中的污染和交叉污染，降低各种差错的发生，是提高药品质量的重要措施。其详细内容可在国家药品监督管理局的网站上查阅，也可以直接查阅有关药事管理法规方面的书籍。

四、药品生产企业生产岗位设置

药品生产企业根据实际生产需要和法规有关要求进行岗位设置，每一岗位均须制定岗位责任制。其中最基本、最重要的岗位是生产管理岗位和质量管理岗位等。

（一）生产部岗位设置与职责

生产部的主要职能是按 GMP 要求组织生产，编制生产规程等文件，防止药品污染、混淆及差错，使生产过程始终处于受控状态，组织工艺验证，保证生产出合格药品。生产部主要设置生产部经理、车间主任、工艺员、操作工等岗位。

1. 生产部经理

生产部经理岗位职责：严格按照 GMP 组织、规范企业的生产经营活动，保证本企业的一切生产行为完全按照生产管理文件规定进行；负责本部门各个岗位人员的合理调配，以保证生产的正常进行；负责建立自查制度，对生产全过程进行监控；一个批号完成后负责复核本部所有的记录；检查厂房和设备的维护，制止不符合文件要求的生产行为，并立即报告企业负责人和通知有关部门；每月定期组织召开生产调度会，及时解决生产中出现的问题，安排下个月的生产任务；参与验证及再验证工作，并负责制订该工作计划及实施细则；制定及编制生产用工艺规程、原始记录、标准作业程序（SOP）及用于记录的表格交质量管理部门审核，经企业负责人批准实施，并确保有关生产操作的指令能严格执行；负责本部门各级人员的培训。

2. 车间主任

生产车间主任岗位职责：在技术生产部经理的领导下全面负责车间的生产管理工作，合理分解月生产计划，按时按质按量完成车间生产任务；负责车间各岗位人员的合理调配，保证生产正常进行；负责检查车间各项制度的执行情况，保证 GMP 顺利实施；负责车间生产记录的审核并送质量保证部；负责车间员工培训、上岗考核及新员工岗前培训工作；参与车间验证及再验证工作，并制订及实施工作计划；负责车间的安全生产工作，强化安全责任制。

3. 工艺员

工艺员的岗位职责：按规定编写、修订和修改产品工艺规程和岗位操作规程；经批准后组织贯彻执行各项规程，并经常检查和指导各生产岗位正确执行操作规程；组织各岗位员工进行技术教育工作，教育员工遵守工艺规程，提高生产操作水平，保证生产顺利进行；教育员工遵守工艺纪律，并建立严格的检查制度，保证工艺规程和操作规程的正确执行；负责组织检查技术分析工作，重点是质量、收率等方面；负责组织、检查各种原始记录，做好工艺查证记录，并指导员工填写好、做好记录；建立各岗位工艺控制点，并严格检查执行情况，使药品生产处于严密的控制状态；对生产现场出现的质量、技术问题要及时亲临现场，协助车间主任对发生的技术质量事故进行调查、分析、处理；按工艺要求及时填写批生产指

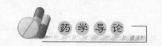

令、批包装指令，负责车间各岗位投料核对工作，并对投料结果负责；负责生产工艺规程的发放、收集，以及批生产记录、批包装记录的收集整理；开展技术进步和合理化建议活动，并组织技术措施的实现；参与制定、修订原辅材料、中间产品、成品的质量标准与内控标准；接受企业领导及车间主任临时交给的任务。

4. 操作工

操作工的岗位职责：掌握本工序的质量制定、技术文件，保证所生产的产品符合质量要求；按照批生产指令进行生产，按时按质按量完成生产任务；遵守工艺纪律，文明生产，严格执行工艺规程和岗位操作法（标准操作程序）；及时准确地填写生产记录，保证记录填写规范、真实；负责本岗位清场工作；负责本岗位设备的正常维护和润滑工作；认真执行安全生产制度，防止安全事故的发生；积极协助车间管理人员开展工作；积极完成上级交办的其他工作；对不执行好本岗位工作标准和技术标准及生产出不合格品负完全责任。

5. 其他工作人员

药品生产企业生产部除了以上这些岗位之外，还有洗衣工、保洁工、搬运工、备料（领料）工等，主要在生产中辅助操作工完成生产任务。

（二）质量管理部岗位设置与职责

质量管理部简称质管部，其主要职能是负责企业质量管理体系运行过程中的质量协调、监督、审核和评价工作，负责药品生产全过程的质量检验和质量监督工作，开展质量审核工作，向企业内部提供质量保证。质管部主要设置质管部经理、质量管理员（简称质管员）、质量检验员等岗位。

1. 质管部经理

质管部经理岗位职责：组织拟订公司中、长期质量工作规划；组织对计划、规划的拟订、修改、补充、实施；拟订公司质量总目标及各分项目标；指导、监督、检查公司 GMP 执行情况，组织 GMP 自查，并督促问题整改；建立完善质量管理体系，组织建立、健全、修订质量管理制度、规程及质量技术标准文件；负责审核质量管理文件，批准检验报告书，决定产品的放行；组织、分析质量统计数据，组织召开公司级质量分析会及临时性质量专题会议；组织收集、整理、反馈、上报药品不良反应信息；组织对员工进行质量意识培训，组织对质管部人员进行专业培训和考核；组织完成公司生产用物料、中间产品、成品的检验工作；负责及时完成公司交办的其他工作。

2. 质量管理员（QA）

质量管理员（QA）的岗位职责：对各工序巡回检查，认真检查各岗位操作人员的工艺纪律，对督促岗位操作人员认真执行岗位操作法，遵守机器设备安全操作规程负责，对由于不检查、不及时汇报或对违反工艺纪律的现象不予纠正而造成的事故负责；对新使用的天平、分析天平正确使用与妥善保管负责；对及时向中心化验室申请成品检验负责；对退回的样品不混错负责；对配合班长做好岗位操作人员的管理工作负责；对督促岗位操作人员做好个人卫生、着装符合规定负责；对检查生产场地的卫生及清场合格负责。

3. 质量检验员（QC）

质量检验员的岗位职责：严格依照有关质量检验标准进行检验、记录、计算或判定等，严禁擅自改变检验标准和凭主观下结论；及时完成各项检验任务，并应于规定的工作时日内出具检验报告；必须坚持实事求是的原则，记录、报告应完整清晰、真实、可靠，不得弄虚作假；必须按GMP的有关规定认真填写检验记录报告，经主管人员复查签名；必须随时做好并保持各检验室包括设备、台面、门窗、地面等的清洁卫生工作，玻璃仪器用完后必须按规定清洗干净放置，工作时应按规定着装；应自觉维护、保养各种检验仪器、衡器等，并做好使用记录；负责配制分析用的各类试液、标准溶液的标化及复标；负责标准品的正确保存及使用；负责检验室的防火、防爆工作。

（三）销售部岗位设置与职责

销售部的工作重点是市场开发。其主要职能是在新产品开发之后，切实做好销售记录，确保每批产品售后的可追踪性；负责把产品质量问题和用户投诉信息及时反馈给质管部和生产部。销售人员的素质及其工作质量可使用户感受到企业质量。销售部主要设置经理、业务员等岗位。

1. 销售部经理

销售部经理岗位职责：根据药品管理法、合同法及相关法律法规，制定产品的全年销售目标，并督促实施，根据市场的变化及时调整销售策略；主持销售部的日常工作，强化市场的调研和推广、售后服务等质量职能，对销售活动的工作质量负责；对产品宣传推广及策划工作负责；制定和督促实施业务员的经济责任制考核;负责业务员的奖罚制度,负责产品销售资金回笼控制。

2. 业务员

业务员岗位职责:负责公司产品的销售及推广;根据销售部的销售任务制订出销售和资金回笼计划,并及时做好销售记录;加强与业务单位的联系,了解对方资信程度、销售实力,及时做好准备、发货工作;负责签订药品购销合同,并对合同的品种、数量、金额进行统计,发货后负责追收货款,保证货款的顺利回笼;定期向主管领导汇报所负责的产品的销售、资金、产品流向、市场占有率、用户意见、产品质量等情况;组织好药品的宣传、技术资料的收集整理工作;管理维护客户关系及客户间的长期战略合作计划;树立公司的良好形象,对公司商业秘密做到保密。

> **课堂活动**
>
> 质量检验员(QC)与质量管理员(QA)的岗位职责有何区别?

五、国内外部分药品生产企业简介

(一)国内药品生产企业

1. 桂林三金药业股份有限公司

桂林三金药业股份有限公司是三金集团的核心企业,主营中成药、天然药物的研发和生产,是国内最早生产现代中药制剂的厂家之一。

1985年以来,桂林三金药业股份有限公司坚持改革创新,依靠科技进步和科学管理,主要经济指标以年均30%左右的速度递增。2009年,该公司实现营业收入11.10亿元,利润总额3.77亿元,均同比增长10%以上,主要经济指标连续多年居广西医药行业首位,并位列中国中药行业五十强前列。曾先后荣获全国质量效益型先进企业、全国企业管理杰出贡献奖、全国"五一"劳动奖、全国思想政治工作优秀企业、全国文明单位、全国中药行业优秀企业等荣誉。

中药是国粹。作为地道的广西药企和传统医药产业中的一员,三金公司在崛起之初,就确立了"继承不泥古,发扬不离宗"的研发方向,并坚持以中医药理论为指导,以现代科技为手段,依托广西本地资源,摒弃低水平仿制的老路，自主创新独家特色产品，创自己的品牌。

目前，桂林三金药业股份有限公司已成为广西区内外知名的高新技术企业，创新体系完备，研发投入充足，研发实力强劲，拥有国家级技术中心和博士后科研工作站。该公司现有特色中药新药基本由企业技术中心为主导研制，拥有自主知识产权，获国家中药发明专利或国家中药保护品种20余项。目前，该公司在咽喉、口腔用药和泌尿系统用药方面已形成较强的专业和市场优势，公司的代表产品三金西瓜霜系列、三金片成为全国同类中药的领导品牌。"三金"商标被国家工商行政总局认定为中国驰名商标，"三金"牌产品已行销海内外，并享有良好声誉。

2. 桂林南药股份有限公司

桂林南药股份有限公司（简称"桂林南药"）位于"山水甲天下"的国际旅游胜地广西桂林市。公司的前身为始建于1958年的桂林市制药厂；1960年，它与内迁的上海著名的唐拾义药厂合并，成立广西壮族自治区桂林制药厂；2003年企业改制后，该厂成为上海复星医药（集团）股份有限公司（简称"复星医药"）控股企业。

桂林南药是一家专门从事化学药物研发、生产和销售的综合性医药企业，公司产品有片剂、胶囊剂、注射剂、原料药共4大种类200多个品种，是目前广西领先的医药出口企业。

桂林南药是世界卫生组织（WHO）、全球基金、抗疟药风险联盟（Medicines for Malaria Veture，MMV）等世界性组织的直接供应商，原料药、片剂和注射剂均符合国际GMP标准，且片剂、注射剂获得世界卫生组织供应商资格。公司研发生产的抗疟药物——青蒿琥酯获得中华人民共和国第X-01号一类新药证书。青蒿琥酯及其系列产品是国际抗疟领域的力荐产品，被称为"疟疾克星"。截至目前，注射用青蒿琥酯销售量已超过1.2亿支，按剂量推算，累计挽救超过2400万非洲疟疾患者的生命，其中多数是5岁以下的儿童。目前该公司已有多个药品通过了世界卫生组织药品质量控制实验室预认证（WHO-PQ认证）及美国食品药品管理局（FDA）认证，生产的产品销往全球80多个国家和地区。

为适应国际化需要，实现企业可持续发展，桂林南药投资数亿资金，按照美国FDA、欧盟和WHO现行的GMP要求，引进国际先进工艺技术和设备，打造符合国际标准的青蒿琥酯产业化基地，为把桂林南药建成具有强大国际竞争力的企业集团、创国际化医药品牌奠定了基础。

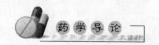

桂林南药是国家知识产权优势企业、国家药品监督管理局GMP检查员实训基地及广西老字号企业，2018年获企业信用评价AAA级信用企业、自治区主席质量奖、桂林市市长质量奖、自治区清洁生产企业、自治区绿色工厂、自治区企业研发中心等荣誉或称号。2015年，桂林南药研发生产的重症疟疾治疗药物——注射用青蒿琥酯入选法国独立医学杂志《处方》(*Prescrire*)年度荣誉榜，是为数不多的进入该榜单的中国原创药。近5年来，该公司连续荣登"年度中国医药外贸榜单——西药制剂出口十强"。此外，2017年和2018年，桂林南药两次荣登"中国化学制药行业工业企业综合实力百强"，同时获得"中国化学制药行业制剂出口型优秀企业品牌""中国化学制药行业原料药出口型优秀企业品牌"，磺胺多辛优化工艺荣获"2018中国化学制药行业绿色制药特设奖"等。

3. 广西玉林制药集团有限责任公司

广西玉林制药集团有限责任公司（原广西玉林制药厂）位于广西玉林市城站路1号，成立于1956年。2001年年底，公司经由国有企业改制成有限责任公司，2011年5月变更为"广西玉林制药集团有限责任公司"。集团公司下辖药用胶囊公司、天绿安公司、宏升贸易公司、玉铭中药材公司、玉药广告公司共5家子公司。

广西玉林制药集团有限责任公司以中成药生产为主，现有胶囊剂、酊剂等9个剂型70多个品种。公司于2003年1月顺利通过了国家药品监督管理局GMP认证，认证范围包括胶囊剂、片剂、颗粒剂、糖浆剂和酊剂（含外用）5个剂型及中药提取；2005年6月通过了软膏剂、煎膏剂、合剂、搽剂4个剂型的GMP认证检查。此外，在1996—2010年连续六次通过澳大利亚药品管理局（TGA）的GMP认证及复查，为公司进一步拓展海外市场打下了基础。该公司的生产范围于2004年9月增加了中药饮片。其主导品种正骨水收载在《中国药典》2000年版、2005年版和2010年版，鸡骨草胶囊、湿毒清胶囊、云香精、珍黄丸、睡安胶囊、乌军治胆片、草香胃康胶囊、银蒲解毒片等收载于《中国药典》2010年版。公司有30多个品种列入国家非处方药目录和医保目录。该公司为全国五十强中药生产企业之一，广西两家中华老字号企业之一，广西百强工业企业之一，广西经济效益先进企业。

4. 珠海联邦制药股份有限公司

珠海联邦制药股份有限公司位于珠海市金湾区三灶科技工业园，于1998年建成投产，占地面积33万平方米，是一家集生产、研发、销售于一体的抗生素生产企业。珠海公司生产的主要产品包括抗生素制剂5个品种、抗生素原料产品5个系列46个品种、生物产品胰岛素2个系列6个品种。其中口服半合成青霉素原料药拥有目前国内同类产品产能巨大的生产车间，年产能达10000吨以上，产品在国内及出口市场占有率高。"金飞燕"和"银飞燕"品牌产品年产千吨左右，产品远销欧美等地。

该公司新建大型胰岛素生产基地。2011年，第二代胰岛素重组人胰岛素（优思灵USLIN®系列）成功上市；2017年初，第三代胰岛素类似物甘精胰岛素（优乐灵USLEN®系列）投放市场。该公司是目前国内采用基因工程酵母表达技术生产胰岛素产品的企业，并拥有国内第一条胰岛素预填充笔组装线，可实现年产胰岛素类原料3吨，制剂约3亿支，年产值超过100亿元。同时，该公司也是联邦制药多肽类化妆品原料品牌BIOPHIN的生产基地。

该公司是中国首批全厂一次性通过国家新版GMP认证的企业。其产品阿莫西林、氨苄西林多次通过德国GMP、美国食品药品管理局（FDA）认证检查。培南类原料药通过欧盟的欧洲药品质量管理局（EDQM）的GMP认证检查，亚胺培南原料药取得欧盟的欧洲药典适应性认证（CEP）证书，这让珠海联邦制药成为全国首家、全球第二家拥有此证书的企业。阿莫西林钠等6个无菌原料药通过罗马尼亚官方GMP认证检查。因此，珠海联邦制药成为全国首家取得欧盟GMP认证证书的企业。

该公司多年来连续被评为广东省战略性新兴产业骨干企业，多次获得"全国西药原料药出口十强企业""中国医药研发产品线最佳企业"等荣誉称号，居中国制药工业百强排行榜第21位、中国医药保健品进出口企业百强排行榜第35位，是"中国医药企业制剂国际化先导企业"及"最具人气医药上市公司十强"大型企业。

5. 珠海亿邦制药有限公司

珠海亿邦制药有限公司位于珠海市金湾区三灶科技工业园，是一家集研发、生产、销售于一体的高新技术型制药企业，成立于2003年9月。该公司拥有年产粉针剂3000万支、冻干粉针剂1000万支、大容量

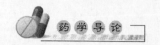

注射剂1200万瓶及提取中药200吨的生产能力。产品包括具有自主知识产权、科技含量高的中药注射剂、抗生素及心脑血管药物等。其中"福德"（注射用克林霉素磷酸酯）、"亿优"（银杏达莫注射液）、"普司立"（奥硝唑注射液）等多个品牌药物在国内同类产品中市场份额处于领先地位。

6. 深圳信立泰药业股份有限公司

深圳信立泰药业股份有限公司成立于1998年11月，主要生产经营化学原料药、粉针剂、片剂和胶囊等产品，是一家集研发、生产、销售于一体的高新技术合资企业。2009年9月它在深圳交易所上市，注册资金22700万元，总资产超过20亿元人民币。其生产基地现有粉针车间、口服固体制剂车间、合成车间、无菌原料药车间、化学原料药车间、冻干车间和溶媒回收车间等生产车间，均已通过国家GMP认证。目前该公司主营产品大多为国内首批获生产批文药物。其中心血管专科药——"泰嘉"（硫酸氢氯吡格雷片）的原料药和制剂，成为在高风险的支架手术及抗凝血领域与世界五百强企业同类产品平分秋色的国产新药。

7. 华北制药集团有限责任公司

华北制药集团有限责任公司是我国最大的制药企业之一，位于河北省省会石家庄市，现为冀中能源集团有限责任公司的旗下企业。公司的前身是华北制药厂，是国家"一五"计划期间的重点建设项目，由苏联援建的156项重点工程中的抗生素厂、淀粉厂和从民主德国引进技术的药用玻璃厂组成，于1953年6月开始筹建，1958年6月建成投产。华北制药厂的建成开创了我国大规模生产抗生素的历史，结束了我国青霉素、链霉素依赖进口的历史，从此我国缺医少药的局面得到显著改善。

华北制药集团现由37家公司构成，包括一家上市公司——华北制药股份有限公司及多家外商投资企业，其经营范围以医药化工为主，拓展到热电、金融、商贸等诸多领域。在医药化工方面，华北制药是目前我国最大的抗生素生产基地之一。抗生素产品种类多，剂型全，产量大，抗生素原料药总产量占全国总产量的15%左右，粉针制剂的年生产能力达22亿支，居全国前列。

该公司生产的主要产品包括抗生素与半合成抗生素类、生物技术药物、农兽药类、淀粉糖维生素类、制剂共5个系列430多个品种。

8. 山东鲁抗医药股份有限公司

山东鲁抗医药股份有限公司是我国大型综合化学制药企业，国家重要的抗生素生产基地，位于山东省济宁市。公司总资产 38 亿元，有 9 家控股子公司，1 家上市公司。山东鲁抗医药股份有限公司的前身是济宁抗生素厂，创建于 1966 年，1992 年改制为山东省医药系统首家大型股份制企业。1997 年，鲁抗医药 A 股在上海证券交易所上市。"鲁抗牌"是中国驰名商标，被山东省列为重点培植的国际知名品牌。2001 年后，该公司相继通过 ISO14001 环保管理体系认证、职业健康安全管理体系（OSHMS）认证、药品经营质量管理规范（GSP）认证及 GMP 认证，居国内医药行业前列。2005 年，"鲁抗牌"被商务部确定为重点培育和发展的中国出口名牌。

该公司目前主要生产经营人用抗生素、半合成抗生素、兽用农用抗生素、生物技术药品，以及抗生素相关制剂、医药中间体、药用树脂、葡萄糖等产品。主要品种有青霉素类、头孢类、螺旋霉素、大观霉素、泰乐霉素及他汀类等。

（二）国外药品生产企业

1. 辉瑞制药有限公司

辉瑞制药有限公司（Pfizer Inc.）是美国的一家跨国制药公司，创建于 1849 年，迄今已有 170 年的历史，总部位于美国纽约，是目前全球最大的以研发为基础的生物制药公司。该公司在全球有 9 万多名员工，59 家生产基地，业务遍及全球 150 多个国家和地区，是世界五百强企业之一。该公司的产品包括化学药物、生物制剂、疫苗、健康药物等。该公司自 20 世纪 80 年代进入中国，是目前在华最大的外资制药企业之一，在中国有 10000 多名员工，业务覆盖了全国 250 多个城市。辉瑞生物制药在中国上市的创新药物有 50 多种，其治疗领域涵盖了心脑血管及代谢、抗感染、中枢神经、抗炎镇痛、抗肿瘤、泌尿、疫苗、血液健康（包括血友病）等。主要产品有阿托伐他汀钙片（立普妥）、苯磺酸氨氯地平片（络活喜）、盐酸舍曲林片（左洛复）、枸橼酸西地那非片（万艾可）、氟康唑胶囊/静脉注射液（大扶康）、阿奇霉素片/干混悬剂（希舒美）、塞来昔布胶囊（西乐葆）、依那西普（恩利）、普瑞巴林胶囊（乐瑞卡）、依西美坦（阿诺新）、盐酸伊立替康注射液（开普拓）、苹果酸舒尼替尼（索坦）、克唑替尼胶囊（赛可瑞）等。

2. 葛兰素史克公司

葛兰素史克公司（GlaxoSmithKline，简称 GSK）是以研发为基础的制药和医疗保健公司，总部设在英国，由葛兰素威康（Glaxo Wellcome）和史克必成（SmithKline）强强联合，于 2000 年 12 月成立，是世界最大的制药公司之一。

2001 年初，葛兰素史克（中国）投资有限公司成立，成为中国目前规模最大的跨国制药企业之一。公司业务由处方药、非处方药、疫苗和消费保健品四大部分组成。业务总部分设于上海、天津、北京和香港，总公司位于北京。

葛兰素史克公司是最早在中国成功兴建合资企业的外国制药公司之一，其旗下的中美史克和重庆葛兰素都是全国闻名的"双优"企业。该公司在进入中国的近 20 年间，已注册成立了 7 家公司，其中 5 家为合资企业，注册资本共计 2.30 亿美元。该公司在中国 32 个主要城市（包括香港）设立有办事机构，目前在中国拥有 2500 余名员工。

2018 年 7 月 19 日，《财富》世界五百强排行榜发布，英国葛兰素史克公司位列第 290 位。

3. 默沙东公司

默沙东公司是世界著名的跨国制药企业，总部设于美国新泽西州（在美国名为"默克公司"）。默沙东公司以科研为本，致力于医学研究、开发和销售人用及兽用医药产品，其行销网络遍及美国、欧洲、中南美洲及亚太共 70 个国家和地区，设有 31 家工厂及 17 个物流发货中心。目前在全球生产及销售的默沙东产品已有 150 多种。

默沙东（中国）有限公司于 1992 年正式成立。1994 年，默沙东与杭州华东医药集团有限公司成立了合资企业——杭州默沙东制药有限公司。默沙东公司在中国市场主要销售 17 个产品，其中大部分产品在杭州工厂分装或生产。其产品覆盖领域广泛，在降血压、调节血脂及治疗前列腺增生、哮喘、骨关节炎、骨质疏松、男性脱发和艾滋病等多个治疗领域均居领先地位。还有一系列疫苗产品用于预防甲肝、麻疹风疹腮腺炎及肺炎球菌、流感嗜血杆菌引起的疾病。目前，默沙东在中国大陆共设有 10 个运营区域及工厂和研发中心，员工总数近 5000 人。

（赵卫杰）

第四节 药品经营企业

一、药品经营企业概述

药品是特殊商品，其质量关系着人们的生命健康，这就要求药品在生产、经营和使用的每一过程中必须保证安全性和有效性。药品经营企业通过设置相应的机构和岗位，制定各岗位职责，以确保药品在经营环节的质量。

（一）药品经营企业概念

药品经营企业是指经营药品的专营企业或兼营企业。药品经营企业具有一般商业企业的基本性质和特征，即经济性、营利性、独立性和开放性。

（二）药品经营企业分类

药品经营企业按照药品经营方式不同可分为药品批发企业、药品零售连锁企业和药品零售企业；按企业承担经济责任的不同可分为股份有限公司、有限责任公司；按规模大小不同分为大型企业、中型企业、小型企业等。

（三）药品经营企业任务

药品经营企业为满足消费需求，将药品生产企业生产出来的药品通过购进、销售、调拨、储运等经营活动，把药品和服务的整体销售给客户，实现药品的使用价值，同时也达到了提高企业经济效益、促进企业良性发展的目的。药品经营企业的经营方式有药品批发和药品零售两种。药品批发企业是将药品销售给药品生产企业、药品经营企业与医疗机构的药品经营企业，其经营特点为购销药品的数量大，储存规模大，且其销售客户均具有质量保证资质。药品零售企业是将药品直接销售给消费者的药品经营企业，其经营特点为购销数量小，储存量少，且其销售对象不一定具备药品安全、合理使用的基本专业知识，消费者很难对药品质量进行有效鉴别和选择。

二、开办药品经营企业的条件

按照《药品管理法》规定,开办药品经营企业必须具备以下条件:(1) 具有依法经过资格认定的药学技术人员;(2) 具有与所经营药品相适应的营业场所、设备、仓储设施、卫生环境;(3) 具有与所经营药品相适应的质量管理机构或者人员;(4) 具有保证所经营药品质量的规章制度。

三、药品经营企业内部机构设置

药品经营企业内部的机构设置必须能使企业正常运营,保证药品质量。不同企业内部机构设置有所不同。图2-6所示的药品批发企业内部机构设置仅供参考,各企业根据本单位具体业务、人员和工作量,可适当增减机构。

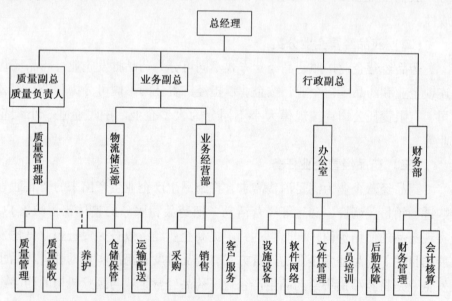

图2-6 药品批发企业组织机构图

四、药品经营企业岗位设置与职责

药品经营企业应当设立与其经营活动和质量管理相适应的组织机构或岗位,明确规定各机构或岗位职责。

（一）药品批发企业岗位设置与职责

药品批发企业根据职能和业务范围，通常设置采购部、质管部、储运部和销售部等业务机构。

1. 采购部

采购部的职能是负责按计划从合法企业渠道购进合格、质量可靠的药品。采购部主要设置经理和采购员等岗位。

（1）采购部经理。

采购部经理岗位职责：负责建立合格供货方及合格经营品种目录，建立完善的供货企业管理档案；负责对新产品上市信息、供应信息、产品信息的收集，并收集国家政策、政府监管部门发布的信息，为管理决策提供支持；建立供货商管理档案、质量档案、购进合同（结算）台账管理，提出供应管理改进方案；了解供货方的生产、质量状况，及时反馈信息，为质量管理科开展质量控制提供依据；协助业务科科长做好药品招投标工作；协助业务科、储运部、质管科、财务科加强库存药品管理，使库存药品结构合理化；完成总经理交办的其他工作。

（2）采购员。

从事采购工作的人员应当具有药学或者医学、生物、化学等相关专业中专以上学历。采购员的岗位职责为：根据企业经营状况与市场情况，制订合理的采购计划；根据采购计划，联系供货单位；保证所采购的药品和供货单位的合法性；考察供货单位销售人员的合法资格；对于首营企业，要根据供货单位提供的各项证明文件进行筛选，要求以供货单位质量信用好、质量安全管理与运输质量控制能力强的公司作为首选，对资料不全、信用等级低的供货单位宁可缺货也不可购进；将首营企业各项资料送质量管理部门进行备案审批，经质量负责人审核通过，交企业负责人批准后，签订质量保证协议书后才能与首营企业进行业务往来；与供货单位签订采购合同，规定药品的运输方式、运输时限等内容；采购药品时，采购人员根据各供货单位的报价、产品质量等情况进行参照对比，尽可能采购价廉质优的药品；对于经常合作的供货单位，采购人员要根据质量管理人员审核与考察的情况进行筛选，对质量控制能力不稳定、药品运输质量保障不强的企业终止业务合作；经常进行药品质量查询工作，了解药品质量动态，对一些质量不稳定的药品重点关注，严重者禁止经营；药品收验过程中发现随货同行单或到货药品与采购记录的有关内容不相符的，负责与供

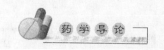

货单位进行核实与处理。

2. 质管部

质管部的主要职能是：负责起草、指导和监督企业药品质量管理制度；审核首营企业和首营品种；建立药品质量档案；负责药品质量查询，质量事故或投诉的调查、处理及报告；负责药品入库质量验收；指导和监督药品保管、养护和运输中的质量工作；负责质量不合格药品审核，对不合格药品处理过程实施监督；负责收集和分析药品质量信息；等等。质管部主要设置经理、验收员和养护员等岗位。

（1）质管部经理。

质管部经理应当具有执业药师资格和3年以上药品经营质量管理工作经历，能独立解决经营过程中的质量问题。其岗位职责为：在法定代表人的授权与总经理的直接领导下分管质量管理工作，兼任公司质量管理受权人；组织建立和完善本企业经营质量管理体系，对该体系进行监控，确保其有效运行；定期对本企业经营质量管理体系进行监督检查，并将检查结果直接上报所在地药品监管部门；对企业购进、储存、销售、运输过程中涉及的可能影响产品质量等问题行使决定权；对企业的购销资质证明文件、产品标签说明书、合同、票据、汇款单位、产品来源及真伪等进行审查和甄别；审核质量管理制度，组织对各项质量管理制度执行情况的检查与考核；负责对首营企业和首营品种的质量审批；每年对《药品经营质量管理规范》（GSP）实施情况进行内部评审。

（2）验收员。

验收员应当具有药学或者医学、生物、化学等相关专业中专以上学历或者具有药学初级以上专业技术职称；从事中药材、中药饮片验收工作的，应当具有中药学专业中专以上学历或者具有中药学中级以上专业技术职称；直接收购地产中药材的，应当具有中药学中级以上专业技术职称。验收员的岗位职责为：药品质量验收，包括对药品外观的性状检查和对药品内外包装及标识的检查；严格按照法定标准和合同规定的质量条款对购进药品、销后退回药品的质量进行逐批验收，并予以记录；验收时应同时对药品的包装、标签、说明书及有关要求的证明或文件进行逐一检查；验收整件包装中应有产品合格证；验收特殊药品、外用药品、非处方药时，应确认其包装的标签或说明书上有规定的标识和警示说明；验收进口药品时，应确认其包装的标签有中文注明药品的名称、主要成分及注册证号，并有中文说明书；验收进口药品有符合规定的进口药品注册证和《进口药品检验报告书》复印件；验收生物制品（包括血液制品）有生物制品批签发合格证复印件，且复印件应加盖供货单位质量管理机构原印章；确保验收抽取的样品具有代表性；对验收药品应做好验收记录（验收记录应保存至超过药品有效期一年）；验收首营品种有该批号的质量检验报告书；对销后退回的药品，验收人员应按进货验收的规定验收，必要时抽样送检验部门检验；验收应在待验区内进行，随到随验，最迟24小时内验收完毕；由生产企业直调药品时，须经本单位质量验收合格后方可发运。

（3）养护员。

养护员应当具有药学或者医学、生物、化学等相关专业中专以上学历或者具有药学初级以上专业技术职称；从事中药材、中药饮片养护工作的，应当具有中药学专业中专以上学历或者中药学初级以上专业技术职称。养护员的岗位职责为：在业务上接受质管部的监督指导，养护工作贯彻预防为主的原则；指导保管员合理储存药品，将药品储存于相应的库区；检查在库药品的储存条件，配合保管人员进行库房温、湿度的监测和管理；每日上、下午各一次定时对库房的温、湿度进行记录，如果库房温、湿度超出规定范围，应及时采取调控措施，并予以记录；对库存药品，每季循环检查所有在库品种一次，近效期商品、易变质品种、重点养护品种每月检查一次，并做好记录；每季度汇总、分析和上报养护检查、近效期或长时间储存的药品等质量信息；按月填报近效期药品催销表；负责设施、设备等的管理工作，设施、设备应有登记、使用和定期检定的记录（设施和设备应每年进行检查、维修、保养并建立档案）；对重点养护品种建立药品养护档案；养护中如发现质量问题，应悬挂明显标志和暂停发货，并尽快通知质管部予以处理。

3. 储运部

储运部的主要职能是负责按GSP要求，完成药品的入库、储存、养护和收发工作，保证药品运输质量，按时按计划运输药品。储运部主要设置经理、理货员和保管员等岗位。

（1）储运部经理。

储运部经理岗位职责：全面负责公司货物的储存和发货；全面负责公司货物的运输；负责对公司储运部人员的管理与培养；负责按GSP相关标准进行仓库管理，按照药品的类别、理化性质和贮藏要求做好分类、分

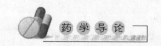

库、分区储存，合理安排货位，使堆垛整齐、牢固、色标明显；负责对仓库现场工作进行督查和指导，并重点检查入库记录、出库复核记录；负责仓库卫生管理工作，使仓库卫生清洁，符合GSP相关标准；负责所经营药品库存结构的合理调整；负责储运、运输设施设备的保养、维护与运行管理；负责合理安排药品运输工具，需要冷藏、冷冻的药品使用冷藏车、冷藏箱等相关运输工具；完成总经理交办的其他工作。

（2）储运员。

储运员岗位职责：学习药品接收、装卸管理及运输安全相关业务知识，提高工作技能；熟悉并遵守公司制定的GSP管理制度，并严格按照程序规范操作；严格遵守交通法规，按照交通管理法的要求开展各项工作，确保运输过程中的交通安全；依照业务部门出具的到货接站要求及商品销售过程中的送货要求，及时、准确地做好接站工作、销售送货工作，以及进入库过程中的车辆调节、运输、装卸管理安排工作；对于须托运的商品，熟悉托运操作流程，做好本市托运单位（物流企业）的资质、信誉考察，并与之保持良好关系，确保托运商品顺利、及时到达购货单位，同时节约托运成本；药品运输过程中注意包装牢固、标识清晰，严格按药品外包图示进行操作，对运输过程中的遗失、被盗、因装车不牢的破损负责；保持高度的责任心，保证运输及时、准确、安全，运输装车时保证药品堆码整齐，防止药品被撞击、倾倒，确保药品的安全，对特殊药品的运输做到双人运输，并做好相关记录；确保商品接站入库、运输出库送交客户手续齐全，接收并保存好商品出入库的原始凭证等资料；对商品的出入工作的正确性和及时性负责；做好商品出入库、装卸过程中的监督工作；熟练调度储运作业流程，对流程做好规划，并上报整合方案与改进建议，保证商品出入库方便、及时、准确，并确保财务、业务的控制性；协同部门经理、行政人员、质量人员做好运输设施设备（车辆、冰箱、温湿度计等）、消防设施的维护、保养工作；完成储运部经理交办的其他任务。

（3）保管员。

保管员岗位职责：服从部门负责人工作安排，工作积极、主动，严格执行公司考勤等各项管理制度；熟悉药品的性能和储存要求，按照药品属性分类储存，做到按批号及效期依次堆垛，无倒置现象，货物堆放整齐，要做到安全储存，降低损耗，保证质量，收发迅速，避免差错；药品入库时凭验收员签字的入库单收货，对货与单不符、包装破损、标识模糊不清的，有权拒收；药品发货出库须凭公司财务已审核并盖章的公司销售清单发货；发货时要注意轻拿轻放，文明操作，注意安全，对因保管不善而造成的药品变质和损坏负有具体责任；严格遵循"先进先出，近期先出，按批号发货"原则，发货时应看清品名、规格、产地、数量、批号，准确迅速地发出每一笔货；发现包装破损、封口不牢、液体渗漏、包装标识模糊不清、超出有效期的药品，不得发货，并报告质管部；发送进口药品时，应将加盖本单位质管部检验报告书专用章的进口药品有关证明文件，随货一并发往购货方；冷藏药品按要求入冷库保存，实行批签发管理的生物制品发货，应将加盖本单位质量管理部检验报告书专用章的生物制品批签发合格证，随货一并发往购货方；终止妊娠药品须专人发货并专账登记，必须在销售清单上填写采购人员姓名、身份证号码等相关信息；经常保持库区货架的清洁卫生，每天下班前进行打扫，做好防火、防盗、防事故等工作；坚持每周动态盘底与年度盘底相结合，确保药品账货相符，对账物不相符的品种要查明原因，并按照储运部奖罚办法做出相应赔偿；严禁私自对外借货或白条子发货；对自己分管品种的进、出、存、缺货等进行记录并报告库区主管，发现问题及时报告。

4. 销售部

销售部的主要职能是负责审核购货单位的合法性，依法销售药品，做好销售记录。销售部主要设置经理和业务员等岗位。

（1）销售部经理。

销售部经理岗位职责：按照《药品管理法》、GSP 等相关要求，负责公司药品销售工作的全过程；负责审核销售客户的合同资质，确认业务单位的法定资格和履行合同的能力；指导业务员如实正确介绍药品的性质、性能和用途，对用户负责；根据市场情况，为采购部提供准确购销信息；完成总经理交办的其他工作。

（2）业务员。

从事销售工作的人员应当具有高中以上文化程度。业务员主要进行市场开发，签订销售合同，跟踪订单，对客户进行售后服务。其岗位职责为：按照《药品管理法》、GSP 等相关要求，负责公司药品销售工作；承接订货，履行购销合同，根据订货合同，安排合同订货药品品种、数量、规格的销售；负责收集客户资料，交质管部建立档案，与目标客户保持经常性联系，并开展多种形式的推广促销活动，活动形式严格执行国家法

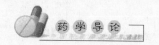

律、法规；如实向客户介绍药品的性质、性能和用途，对用户负责；负责售出药品的发运，装运药品要求品名、标识清楚，数量准确，堆码整齐，不得将药品包装倒置、重压，堆码高度要适中，防止包装和药品破损，冷藏药品要使用冷链运输；负责办理客户退回药品的有关手续；负责历年老账清欠、回收；完成主管领导交办的其他工作。

>
> **知识链接**
> **《药品经营质量管理规范》（GSP）**
> 《药品经营质量管理规范》（简称 GSP）是指控制药品在流通环节所有可能发生质量事故的因素，从而防止质量事故发生的一整套管理规范。详细内容可通过国家药品监督管理局的网站进行查阅，也可以直接查阅有关药事管理法规方面的书籍。

（二）药品零售连锁企业岗位设置与职责

药品零售连锁企业是指经营同类药品、使用统一商号的若干门店，在同一总部的管理下，采取统一采购配送、统一质量标准、采购同销售分离、实行规模化管理经营的一种组织形式。药品零售连锁企业由连锁总部、配送中心、连锁门店构成。药品零售连锁企业主要设置区域经理、销售部经理、店长、店员等岗位。

1. 区域经理

区域经理岗位职责：制订、执行负责区域的年度、季度、月销售计划，并落实到每一位业务员；对年度区域销售工作进行总结，做出下一年度销售工作计划，制定策略，明确目标；结合实际，提出切实可行的销售、促销方案，定期或不定期举行策划销售活动，提高区域的销售额；对负责区域的市场进行调研，了解区域内产品供需情况，了解公司产品的竞争力，提出销售战略；带头做好销售工作，完成公司定下的区域销售任务；组织建立客户档案，不定期回访客户，保持与客户间的沟通交流工作，保证销售任务的完成；总结分析销售情况，分析每位业务员销售趋势，分析销售走向，提出下阶段销售任务；对客户的回款情况进行跟踪，评估客户信用情况，拟定客户信用等级，保证公司货款的回笼，促进交易；跟踪货款回笼情况，对单笔较大货款要及时督促业务员收款或催促客户回款；处理须退回药品的相关问题；负责对所辖区域的业务员进行管理与监督，处理、处罚业务员工作中出现的问题、错误；解决业务员反映的问题；下达公司的各项决策决定，并监督检查业务员的执行情况。

2. 销售部经理

销售部经理领导销售部完成公司制定的销售指标，并对各销售人员制定个人销售指标，以达到完成整体销售指标。具体岗位职责为：执行公司战略部署和具体安排；带领销售部员工履行本部门工作职责；制订部门年度工作计划，包括销售指标、客户管理、市场支持等费用预算；通过管理、控制以达成目标；进行销售团队建设，培养、指导、考核下属；建立和完善商业销售网络；按时完成各项销售指标；协调本部门与其他部门间的工作；定期组织部门会议；按时完成各项工作总结和报告；完成公司安排的其他任务。

3. 店长

店长岗位职责：认真贯彻执行《药品管理法》等有关药品管理方针政策，按 GSP 规范门店工作，对门店药品质量及服务工作负具体责任；贯彻执行各项管理制度，不得自行购药，对上级主管部门下达的各项质量指示制定相应的措施，严格执行并传达落实；按门店发展趋势，起草本门店长短期发展规划，经批准后执行；负责门店排班，日常事务的分工管理，协调各部门的关系并指导相关工作；负责协调质检人员、药师做好药品的质量监督工作；督查效期药品，及时处理门店质量投诉，对门店药品质量负相关责任；遵守物价部门下发的药品价格体系，保证上柜商品明码标价，价格标签填写齐全，及时有效地对本店商品价格开展自查工作；贯彻执行规范服务，处理解决门店纠纷；保证门店财务出入相对平衡，对利润负责；负责门店商品计划的核实与传递及单据、日报表的保管，负责门店办公用品计划的申报与领发；负责门店授权范围内的折扣、挂账管理，以及相关报表的量化分析；上传下达，协调管理层与执行层间的关系；不计较个人得失，能吃苦耐劳，工作认真细致，条理清楚，坚持原则，责任心强，懂市场营销，热情稳重，有主人翁意识；积极完成上级交代的其他工作；处理好与周围商家及有关部门的关系，协调好本店内部员工关系，依靠员工，关心员工，充分调动和发挥员工的工作积极性；认真推行文明经商，规范服务，争创各种荣誉称号，提高门店的社会信誉度；迅速处理好突发事件，如火灾、停电、盗窃、抢劫等。

4. 店员

店员应当具有高中以上文化程度或者符合省级药品监督管理部门规定的条件。中药饮片调剂人员应当具有中药学中专以上学历或者具备中药调剂员资格。

店员岗位职责：认真执行《药品管理法》及GSP等的规定，按药品性能或剂型分类陈列，做到药品与非药品分开，内服药与外用药分开，一般药品与特殊药品分开；陈列药品按药品的性能注意避光、防潮存放，发现有质量问题和用户反映有问题的药品要停止销售，并立即报告质量管理人员复验；正确介绍药品的性能、用途、用法、剂量、禁忌和注意事项，不得夸大宣传，严禁经销伪劣药品，积极推销质量合格的近期产品和陈列较长的产品，确保售出药品的质量；问病售药，防止事故发生，处方药必须凭处方销售；对特殊管理药品必须按规定的要求销售；拆零销售药品出售时必须使用药匙将其装入卫生药袋，并写明品名、规格、用法、用量等内容；对陈列药品进行养护检查，并做好养护记录；定期或不定期咨询客户对药品质量及服务工作质量的意见，以改进自己的工作，确保药品的质量和提高服务工作质量，发现重大问题要及时上报。

> **课堂活动**
>
> 请模拟药品经营企业店员或店长等，说说其岗位职责是什么。

五、部分药品经营企业简介

（一）广西药品批发企业

1. 国药控股广西有限公司

国药控股广西有限公司是世界五百强大型医药健康产业集团——中国医药集团有限公司在广西地区的核心下属企业，是国药集团一致药业股份有限公司的全资子公司。该公司经济实力雄厚，总资产22.56亿元，注册资金5亿元，净资产7.21亿元。拥有12家子公司，覆盖全区9个地级市，其中医药批发公司9家，现代物流公司、医疗供应链公司、医药投资咨询公司各1家，专业零售药房15家。该公司是广西医药行业示范性经营企业，通过批发、零售新版GSP认证和ISO9001（2015版）国际质量管理体系认证的医药流通企业，承担国家和广西壮族自治区双级抢险救灾药品、医疗器械储备任务。

该公司业务涵盖医院纯销、商业调拨、第三终端、零售等多种业态，经营品规达11000多个，经营范围包括中药材、中药饮片、中成药、化学原料药及其制剂、抗生素原料药及其制剂、生物制品（疫苗除外）、生化药品、麻醉药品、精神药品、医疗用毒性药品、蛋白同化制剂、肽类激素、罂粟壳、医疗器械等，销售网络遍及整个广西区域。同时该公司具有戒毒药品经营资质，是广西的麻醉、精神药品中转配送中心。

在集团"批零一体化"战略驱动下，该公司积极推进终端网络下沉，精耕细作基层医疗市场，大力发展零售诊疗业务，创新零售直销合作模式，快速发展器械SPD（Supply——供给，Processing——分析、加工，Distribution——配送。SPD是一种精细化供应链管理的服务模式）业务。在新架构、新模式、新业务的建设和推动下，保持着良好的发展态势和市场领先优势。该公司近5年平均复合增长率超过33%，远超广西医药行业18%的平均水平。

国药控股广西有限公司于2012年投资建设的物流中心是具有高架立体库、第三方药品、器械物流配送资质和开展一库多仓经营模式的现代医药物流中心，有自动化立体库区、平面货架区、零拣区、功能库区，配备有仓库管理系统（Warehouse Management System，WMS）、自动立体库、输送线、自动补货系统、零拣流水线、自动分拣线等物流设备，24小时全自动温湿度监控系统，以及高安全性冷库系统。

国药控股广西有限公司以"打造行业领先的医疗管理解决方案和服务提供商"为己任，本着开拓创新、锐意进取的创业精神，通过自主研发和协同合作等多种模式，在医疗物资"智能链"（ISC）综合管理、互联网＋医疗服务、区域医疗服务中心等领域形成了具有自主知识产权的多款产品和服务体系，经过多年的市场深耕运作，拥有深厚的渠道、客户等资源及良好的市场口碑。

为落实广西壮族自治区党委、政府加快医药产业发展的战略部署，促进医药经济快速发展，扶大扶强正规企业发展，共同加强在公立医院改革等领域的全面合作，广西壮族自治区人民政府与中国医药集团总公司于2012年3月签订了《战略合作框架协议》，为企业在区域内促进医药产业升级和医药流通行业发展奠定了坚实的基础。

国药控股广西有限公司的企业理念为"关爱生命，呵护健康"，打造

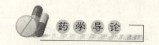

领先的国际化医药健康服务平台，让人们享有美好健康生活。在国药控股集团强势发展的推进下，实现药品销售全区域、全品种、全覆盖，形成点强网通一体化运营格局。

2. 广西柳州医药股份有限公司

广西柳州医药股份有限公司是一家以医院销售为主，零售药店和第三终端并重发展的区域性医药流通企业。其前身是成立于1953年9月的广西柳州医药批发站，2002年8月改制为"广西柳州医药有限责任公司"，2011年2月更名为"广西柳州医药股份有限公司"，并于2014年在上海证券交易所挂牌上市。该公司经过60多年的发展，已形成覆盖药品生产研发、现代医药物流、医药零售连锁、医药电子商务及供应链管理等全健康产业链的业务体系。2018年该公司营业收入达117.15亿元，在全国医药商业企业百强榜中位列第22位，已连续多年作为广西唯一一家入选全国五十强的企业。

广西柳州医药股份有限公司是国家医药储备定点单位和麻醉、精神药品经营单位，同时是国家经济动员中心单位，为全区所有的三甲医院和90%以上的二级医院提供药品配送服务，担负着广西灾情、疫情及战时应急药品供应保障工作。该公司在柳州、南宁投资建设大型现代医药物流中心，经营品规达40000多个，配送服务覆盖全区，深入县乡。目前，该公司已获得广西壮族自治区药监局批准，成为区内少数具备药品现代物流资质和开展药品、医疗器械第三方物流资质的医药流通企业之一。

在药品零售方面，公司全资子公司柳州桂中大药房连锁有限责任公司是全国药品连锁百强企业，旗下拥有药店近450家，并积极开展网上药店、DTP（Direct to Patient）药店等新业务。

在药品生产领域，该公司在南宁建设有中药饮片加工、现代药品研发生产基地等项目。该公司下设广西仙荣中药科技有限公司、广西医科大学仙晟生物制药有限公司，同时完成对广西万通制药有限公司的收购，逐步形成了公司药品生产研发体系。2018年柳药股份工业产值超4亿元。此外，该公司还积极开展医院供应链延伸服务，如器械耗材SPD中心项目、检验试剂集约化服务、互联网医疗、医药电子商务等一批创新业务，逐步实现企业由传统单一的配送商向综合性医药产品和服务供应商转型。

3. 桂林医药集团有限公司

桂林医药集团有限公司的前身为广西桂林医药批发站，现有全资子公司8家（药材种植1家，生物提取1家，药品生产2家，药品分销1家，药品零售1家，医药物流1家，医药商务服务1家），控股参股公司6家。该集团公司本部经营范围有化学原料药、化学药制剂、抗生素、生化药品、生物制品、诊断药品、中药材、中成药和中药饮片等，是桂林市唯一特许经营麻醉药品及特殊药品的企业，承担桂林市重大灾情、疫情和急救药品的储备供给。该公司经营药品品规有9000余个，医械器化玻品规有7000余个。

桂林医药集团有限公司目前共有商贸营业场所面积近520000平方米。医药板块现有营业场所面积10380平方米；现有物流仓储面积6200平方米，其中阴凉库面积5500平方米，冷藏库3个。公司实行统一采购、统一库存、统一开票、统一配送、微机联网全程可视的现代化GSP管理模式。公司业务覆盖桂林、贺州地区所有二级以上医院，同时，还覆盖南宁、柳州、梧州、玉林等地区部分二甲以上医疗机构，是目前桂林市经营规模最大的医药流通企业。

桂林医药集团有限公司按现代企业管理模式实施管理，执行管理职能垂直到底、业务职能横向到边的管理模式，推行一体化管理。公司下设管理部门有综合办公室、人力资源部、财务中心、质量管理中心、运营管理部、信息管理部；业务部门有采购中心、物流中心、销售一部（市内医院）、销售二部（市外医院）、医械化玻部、终端销售部、商务销售部、基药销售部、新特药部。集团本部直属管理的有桂林市新桂药房有限公司、桂林市科源器化玻有限责任公司、桂林惠通生物科技有限公司、桂林医药物流有限公司、桂林医药国际商务中心有限公司。

（二）国内主要药品零售连锁企业

1. 老百姓大药房连锁（广西）有限公司

老百姓大药房集团公司是一家由单体民营药店发展起来的中外合资大型药品零售连锁企业，创立于2001年10月。公司由老百姓大药房连锁股份有限公司及其15家省级子公司组成，总部位于湖南长沙，拥有总资产近10亿元，净资产近5亿元，年销售额36.6亿元，员工18000多人。目前，集团公司已成功开发了湖南、陕西、浙江、江西、广西、山东、河北、广东、天津、上海、湖北、河南、北京、江苏、安徽共15个省级市场，拥有门店600多家。

广西老百姓大药房连锁有限公司作为老百姓大药房集团的全资子公

司，设立于 2003 年 6 月，目前在广西已成功开发了南宁、柳州、梧州、贵港、河池、桂林、北海、玉林等市场，拥有连锁门店 60 多家。公司秉承"尽心尽责，报效社会"的企业精神，坚持"一切为了老百姓"的经营宗旨，坚持三个"善待"——善待员工、善待顾客、善待供应商，以让更多人吃得起药、让更多人拥有健康作为自己的社会价值追求，开拓创新，诚信经营。

2. 广西康全药业连锁有限公司

广西康全药业连锁有限公司成立于 1995 年，是一家专业从事药品批发、零售连锁的大型医药企业。经过 20 多年的发展，该公司目前拥有集办公、经营、仓储、配送于一体的现代化总部办公楼，员工数千人，近 200 家连锁门店，是广西区内首批通过 GSP 认证的企业，南宁市首家获得互联网药品交易服务资格证书的企业。该公司旗下还拥有主营批发业务的广西康全医药有限责任公司。2015 年年底，该公司投资控股了钦州市万和医药连锁有限公司。该公司是钦州市当地规模最大的连锁公司之一。

广西康全药业连锁有限公司秉持"用心·行善·利他"宗旨，坚定"以质量求生存，以信誉求发展"的企业准则，以"让百姓消费放心，让政府管理舒心，让员工工作开心，让股东投资安心"为使命，"卖良心药，做爱心事"为员工准则，"传承中华美德，唤醒民族之魂，幸福天下百姓"为伟大愿景，以超前务实的经营理念，开拓创新，锐意进取，取得了长足的进步和发展。

3. 深圳市万泽医药连锁有限公司

深圳市万泽医药连锁有限公司是万泽集团下属的核心企业之一，是中国最早的医药零售连锁企业之一。深圳万泽于 1996 年开设第一家社区零售药店洪湖店，随后迅速发展，从深圳到广州、东莞、珠海、中山，销售网络已遍布珠三角地区。其品牌战略为集医药研发、生产、销售和终端服务为一体，主张关爱，始终有情，以关注大众健康为宗旨的专业医药领域综合服务商。该公司提倡以人为本的企业文化，提倡给予、奉献的精神，树立"我是一棵树，万泽是一片林"的人才观，充分做到尊重人、健康人、成就人，让更多的人看到更多的绿色，让更多的人享受健康文明。

4. 大参林医药集团股份有限公司

大参林医药集团股份有限公司是集生产、物流、销售为一体的集团化大型企业。该公司起源于广东茂名。1993年2月，公司的前身——茂名市参茸大药房成立，1998年10月开始跨区域发展，2004年公司总部迁至广州，2006年，该公司先后收购广东怡康制药有限公司、广州诺贝华乐制药厂，迈上集医药研发、生产、销售于一体的新台阶。到2013年5月为止，公司业务已覆盖广东、广西、福建、江西、浙江、河南6个省区，旗下有25个营运区1200多家门店，近12000名员工，6家配送中心和4家制药厂，年销售额超过40亿元。经过多年的发展，到2018年年底，门店突破3880间，员工23000多名，年销售额超过89.5亿元。该公司的企业使命为"满腔热情为人类健康服务"，经营理念为"以尽可能低的价格提供绝对合格之商品，并尽最大限度满足顾客需求"，服务理念为"我们是演员，顾客是评委"。

5. 海王星辰连锁药店有限公司

中国海王星辰连锁药店有限公司是一家大型医药、健康产品的专业营销公司。其前身是深圳市海王星辰医药有限公司，于1995年6月28日成立。公司瞄准空白的中国医药零售连锁领域，从2000年开始跨省经营，逐渐在广东省、长江三角洲、环渤海地区、西南地区的重点城市取得优势地位。2002年，公司与全美专业药房排名第一的Medicine Shoppe（美信医药国际连锁药店）结盟，将美国先进的专业药房管理技术引入中国医药零售连锁行业，创立了适合中国国情的现代零售药店"海王星辰健康药房"。2007年，中国海王星辰连锁药店在纽约证券交易所成功上市。该公司已成为目前中国大陆直营门店数最多的药店连锁企业之一，分布在全国70多个城市，拥有2000多家健康连锁药房。

（三）国外药品零售连锁企业

美信医药国际连锁加盟药店（Medicine Shoppe International, Inc.）

美信医药国际连锁加盟药店成立于1970年，该公司总部位于美国密苏里州圣路易市，是全球最大的药房特许经营品牌。Medicine Shoppe已经在全世界多个国家及地区通过加盟特许发展全球业务，其加盟药房总数超过1400家，遍布美国、加拿大、中国（包括大陆及台湾地区）、日本、印度、印度尼西亚、阿联酋等国家和地区。而其中国大陆特许经营业务的启动，标志着第一个医药零售国际品牌进入中国大陆市场。Medicine Shoppe经过多年的经验积累，已发展出一套完善且竞争对手难以匹敌的连锁加盟经营系统。其专业药房可提供全面的药物管理、医生处方之判断与调剂，病患咨询、教育与安全用药指导,病患追踪、疗效管理,并对特许病患者提供专科药学照顾。

(赵卫杰)

第五节 医疗机构药学部门

一、概述

(一)医疗机构概念

1. 定义

医疗机构是指依照《医疗机构管理条例》的规定,经登记取得医疗机构执业许可证的机构。医疗机构的类别包括综合医院、中医医院、中西医结合医院、专科医院、康复医院、妇幼保健院、疾病预防控制中心、卫生监督所、中心卫生院、乡镇卫生院、社区卫生服务中心、门诊部、诊所、医务室、村卫生室等。

2. 医疗机构等级划分

我国医疗机构按其功能、任务不同划分为一、二、三级。

(1)一级综合医院(病床数在100张以内,包括100张):是直接向一定人口的社区提供预防、医疗保健、康复服务的基层医院、卫生院。

(2)二级综合医院(病床数在101~500张之间):是向多个社区提供综合医疗卫生服务和承担一定教学、科研任务的地区性医院。

(3)三级综合医院(病床数在500张以上):是向几个地区提供高水平专科性医疗卫生服务和执行高等教学、科研任务的区域性以上医院。

3. 医疗机构科室设置

(1)一级综合性医院。

临床科室:至少设有急诊室、内科、外科、妇(产)科、预防保健科。

医技科室:至少设有药房、化验室、X光室、消毒供应室。

(2)二级综合性医院。

临床科室:至少设有急诊科、内科、外科、妇产科、儿科、眼科、耳鼻喉科、口腔科、皮肤科、麻醉科、传染科、预防保健科。其中眼科、耳鼻喉科、口腔科可合并建科，皮肤科可并入内科或外科。附近已有传染病医院的，根据当地医疗机构设置规划可不设传染科。

医技科室：至少设有药剂科、检验科、放射科、手术室、病理科、血库（可与检验科合并设立）、理疗科、消毒供应室、病案室。

(3) 三级综合医院。

临床科室：至少设有急诊科、内科、外科、妇产科、儿科、中医科、耳鼻喉科、口腔科、眼科、皮肤科、麻醉科、康复科、预防保健科。

医技科室：至少设有药剂科、检验科、放射科、手术室、病理科、输血科、核医学科、理疗科（可与康复科合并设立）、消毒供应室、病案室、营养部和相应的临床功能检查室。

知识拓展

全国卫生医疗机构概况

根据《2018年我国卫生健康事业发展统计公报》，截至2018年末，全国医疗卫生机构数达997434家，其中医院33009家，基层医疗卫生机构943639家，专业公共卫生机构18034家，其他机构2752家。

医院中，公立医院12032家，民营医院20977家；医院按等级分，三级医院2548家（其中三级甲等医院1442家），二级医院9017家，一级医院10831家，未定级医院10613家。医院按床位数分，100张以下床位医院20054家，100～199张床位医院4786家，200～499张床位医院4437家，500～799张床位医院1858家，800张及以上床位医院1874家。

(二) 医疗机构药学部门概念

医院药学部门是医院专业技术科室，负责有关的药事管理和药学专业服务工作，并承担监督与推进相关药事法规落实的职责。药事管理和药学专业服务工作主要包括：本医院药品保障供应与管理；处方适宜性审核、药品调配及安全用药指导；实施临床药师制，直接参与临床药物治疗；药学教育及与医院药学相关的药学研究；等等。

知识拓展
医院药学部门行政机构名称的变迁

中华人民共和国成立前，我国东北地区一般称医院药学部门为"药局"，而华东地区则多称"药房"，名称的不同与受日本和欧美文化的影响有关。现在"药局"已不再使用，而"药房"的含义只是二级和三级医院药学部门的调剂室（门诊、急诊、住院药房），一级以下基层医疗机构的药学部门被称为药房。因基层医疗机构药剂工作的中心任务就是药品调剂，指导患者合理使用药品。在中华人民共和国成立初期，多数仍称为"药局""药房"，有的医院，特别是部队医院则称"药材科"或"药械科"。这与抗日战争和解放战争时期医疗卫生的特点有关。因受战争的影响，药品和医疗器械严重缺乏，是稀缺的贵重物资（统称为"药材"），统一由药学专业人员负责供应管理，故药学部门被称为"药材科"或"药械科"。

中华人民共和国成立初期，我国制药工业落后，为解决药品的短缺问题，政府要求药学部门和药师千方百计保障人民群众防病治病对药物的基本需求。医院制剂产业就是在此背景下得到迅速发展的，为预防、治疗和诊断疾病提供了大量的医院制剂，对我国药物治疗学和静脉输液治疗的发展、提高医疗质量起到了重要作用。在20世纪70年代前后，"医院药剂"的概念明确，其范畴主要包含药品供应、药品调剂和药物制剂，"药剂科"的名称也逐步形成和统一。

近年来，国内外以临床药师为核心的临床药学学科和医院药学的迅猛发展，尤其是某些西方发达国家较全面、完整地阐明并确立了整体的医院药学概念与地位，使医院药学工作从长期单一供应服务型模式逐渐向以患者为中心的药学专业技术服务型模式转变与扩展，转向患者参与用药的临床延伸。其工作性质和职责范围已超出了原"药剂"词义的范围，原工作模式已不利于医院和医院药学的发展。三级医院的药学部门宜改称为"药学部"，以适应当今临床药学学科的发展，满足现代医院高质量药物治疗的需要。

（摘自：吴永佩，张钧．医院管理学：药事管理分册．北京：人民卫生出版社，2011．）

二、医疗机构药学部门机构设置

卫生部、国家中医药管理局和总后勤部卫生部于2011年1月30日以卫医政发〔2011〕11号文颁发的《医疗机构药事管理规定》第十一条规定：医疗机构应当根据本机构功能、任务、规模设置相应的药学部门，配备和提供与药学部门工作任务相适应的专业技术人员、设备和设施。并明确规定：三级医院设置药学部，并可根据实际情况设置二级科室；二级医院设置药剂科；其他医疗机构设置药房。

（一）三级综合医院药学部门机构设置

医院分级管理中，三级综合医院的药学部门依据《医疗机构药事管理规定》的要求应当设置药学部，并根据实际需要，可下设相应的二级科室。图2-7所示的机构设置模式仅供参考，各医院可根据本院具体业务、人员和工作量适当增减科室。

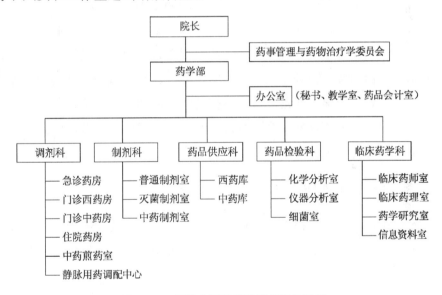

图2-7 三级综合医院药学部门机构设置

（二）二级综合医院药学部门机构设置

医院分级管理中，二级综合医院的药学部门依据《医疗机构药事管理规定》的要求应当设置药剂科。图2-8所示的机构设置模式仅供参考，各医院根据本院具体业务、人员和工作量适当增减科室。

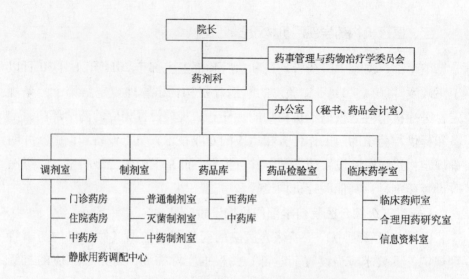

图 2-8　二级综合医院药学部门机构设置

（三）城镇和乡镇一级医院药学部门机构设置

城镇和乡镇一级医院，以及城镇社区医疗服务中心与医疗服务站、乡镇卫生院等基层医疗机构可设药房。药房根据各医疗机构具体情况开展相应的调剂和药学技术服务。医院药房的主要任务是：做好药品调剂，保障药品供应，要从药学专业角度认真防范药害事件的发生；重视药师参与临床药物治疗，促进药物的安全、有效、经济、合理使用；做好用药安全教育和提供药物咨询服务。

三、医疗机构药学部门岗位设置与职责

医疗机构药学部门根据医院功能、任务、规模、性质等因素，设置药学部主任、处方审核员、处方调剂员、药品采购员、药品保管员、药物制剂生产人员等岗位。

（一）药学部主任

药学部主任全面负责药学部的业务、教学、科研、经营和行政管理工作，其工作职责如下：

（1）负责组织学习国家法律法规和医院规章制度，落实法律、规章的遵守、执行情况，并进行监督检查，依法管药。

（2）负责制定药学部的建设规划、工作目标、工作计划和质量监控方案，并组织实施，定期或不定期进行检查、总结和汇报。

（3）负责组织学习行业技术规范、医院各项工作制度、工作程序、操作程序和服务规范，落实遵守、执行情况，并进行监督检查。

（4）负责组织拟订本院《基本用药目录》和药品请领、采购计划，经院领导批准后组织实施。

（5）负责本院药品招标的组织工作，组织平时、战时的药品储备、采购、保管和供应。深入临床，了解用药需求，保证临床用药。组派人员参加重大抢救工作。

（6）负责药事管理委员会会议的召集和组织工作，负责药事管理委员会在闭会期间的日常工作，贯彻相关的药政法规，组织监督、检查全院的法规执行情况。

（7）负责组织药品调剂、药品质量检验工作，解决复杂、疑难技术问题。

（8）掌握国内外药学进展，负责组织论证新技术、新制剂、新药的开发。指导药物经济学、药品检验、临床药理、临床药学、药物不良反应、制剂等药学部的科研工作，组织实施新药的临床验证、评价工作，指导开展药物咨询工作，监督临床合理用药。

（9）负责开展科室各类人员的业务培训、人才培养和技术考核工作。安排进修、实习人员的培训，并担任教学任务。

（10）负责药学部医德医风建设。掌握本部门人员的思想、业务能力和工作表现，提出考核、晋升、奖惩和培养使用意见。

（二）处方审核员

具有药师以上专业技术职务任职资格的人员负责处方审核、评估、核对、发药及安全用药指导。处方审核员的工作职责如下：

（1）认真逐项检查处方前记、正文和后记书写是否清晰、完整，并确认处方的合法性。

（2）对处方用药适宜性进行审核，对所调配的药品进行审核并签字。审核内容包括：① 规定必须做皮试的药品，处方医师是否注明过敏试验及结果的判定；② 处方用药与临床诊断的相符性；③ 剂量、用法的正确性；④ 选用剂型与给药途径的合理性；⑤ 是否有重复给药现象；⑥ 是否有潜在临床意义的药物相互作用和配伍禁忌；⑦ 是否有其他用药不适宜情况。

（3）审核处方，认为存在用药不适宜时，应当告知处方医师，请其确认或者重新开具处方。

(三) 处方调剂员

医疗机构调剂室处方调剂员应由具有一定理论知识和实践操作能力的药剂士以上药学专业技术人员担任。其工作职责如下：

(1) 在调剂室负责人的领导下进行工作，并接受上一级技术人员的指导。

(2) 严格执行门诊、急诊、住院药房的各项规章制度。

(3) 坚守岗位，不得擅离职守。必须离开时，应经负责人批准并安排人员代班。

(4) 无特殊原因不得自行换班和无故缺勤，违反者按有关规定处理。

(5) 认真执行《中华人民共和国药品管理法》，严格执行麻醉药品、精神药品、医疗用毒性药品的管理制度及处方管理制度。

(6) 调剂处方时必须做到"四查十对"：查处方，核对科别、姓名、年龄；查药品，核对药名、剂型、规格、数量；查配伍禁忌，核对药品性状、用法用量；查用药合理性，核对临床诊断。

(7) 按照操作规程调剂处方药品：认真审核处方，准确调配药品，正确书写药袋或粘贴标签，注明患者姓名和药品名称、用法、用量、包装；向患者交付药品时，按照药品说明书或者处方用法，进行用药交代与指导，包括每种药品的用法、用量、注意事项等。

(8) 加强与各临床科室的联系。对新增药品和紧缺药品，应主动、及时地通知临床科室并介绍新药和代用品，为临床提供用药咨询；做好医师合理用药的参谋，注意及时地纠正临床用药中的不合理现象；做好药品不良反应监测工作；做到优质服务。

(9) 工作时着清洁工作衣，挂牌服务，下班前做好药品补充和清洁卫生工作。

(10) 认真做好交接班工作。麻醉药品、精神药品、医疗用毒性药品、贵重药品等要当面点清，填写好交班簿，否则接班人员可以拒绝接班。如遇不能解决的问题，应及时向领导请示汇报。

(四) 药品采购员

本岗位工作应由具有一定理论知识，实际工作能力强，业务技术熟练，工作作风严谨认真，遵纪守法，廉洁奉公，具有丰富工作经验的药学专业技术人员担任。其工作职责如下：

（1）根据药品保管员制订的药品采购申请计划，上报科主任和分管院长批准。按照批准的采购计划，按时完成采购任务，确有困难时应及时说明情况。

（2）严格遵守国家政策法规及院内有关采购药品的各项规章制度，把好药品质量关。严禁采购无批准文号、无注册商标、无厂牌、无效期标识的"四无药品"和假劣药品。对供应商的选择应坚持"首选通过本院资质论证供货渠道"这一原则，并保持相对稳定。

（3）负责发票的整理及审查工作，呈报科主任审核签字后送财务科。

（4）经常了解、掌握药品的价格、供应、质量等信息，熟悉医院临床用药情况和基本规律，把市场与临床需要有机地结合起来。抢救病人的用药应及时采购，以保证抢救药品的供应。

（五）药品保管员

药品保管员的工作职责如下：

（1）负责编写药品和化学试剂的采购计划。对特需药品，应及时申请购买或向负责人汇报。在保证临床用药的前提下，减少药品积压，加快周转。

（2）严格检查药品有无批准文号、批号、注册商标、有效期及进口药品的检验报告、注册证等，做到药品的验收、入库准确及时，杜绝伪劣药品流入本院。

（3）负责配发药学部各科室的药品和全院各科的化学试剂等。

（4）认真执行药品管理的各项规章制度。严格麻醉药品、精神药品、毒性药品、危险品、贵重药品及有效期药品的管理，做到账物相符。

（5）严格管理制度。药品出、入库应仔细查对，当面点清，及时填写出、入库单。完备请领的手续，按时详细填写请领单。

（6）做到对在库药品定期养护，记录完善；实行药品效期管理，按时上报；药品分类摆放，货位明确；实行待检药品、合格品、清退药品、不合格药品分区色标管理制度。

（7）药库内应避光、通风、防虫、防鼠、防火、防盗、防水。药品按说明书的要求分库存放，普通库房温度不超过30℃，阴凉库房温度不超过20℃，相对湿度在35%～75%之间，需冷藏的药品应在冷藏药品库内保存，温度控制在2℃～8℃。定期记录温度、湿度，保证药品质量安全。

(六)药物制剂生产人员

药物制剂生产人员的工作职责如下:

(1) 遵守国家法律法规,认真贯彻执行药政法规,严格执行规章制度。

(2) 负责全院制剂生产、配制、供应,以及全院饮用纯净水的供应工作。

(3) 负责编写和修订制剂生产工艺规程和操作规程及验证工作。

(4) 根据临床需要制订制剂生产计划,严格按照制剂生产工艺规程和操作规程依法配制制剂。正确使用、保养、维修仪器设备,保证仪器设备的正常运行。

(5) 严格建立制剂质量的监控体系,严格出入库管理、效期管理,保证制剂成品检验100%合格后入库、出库、应用于临床。

(6) 认真做好各种制剂生产用化学试剂、原料药品、辅料、包装材料及标签的请领、保管、供应、清点及相关账务管理工作。

(7) 根据临床需要开展新制剂研究,负责新制剂的申报和审批工作。

四、部分医疗机构药学部门简介

(一)公立医疗机构药学部门

1. 广西医科大学第一附属医院

广西医科大学第一附属医院创建于1934年,是广西首家三级甲等综合医院、全国百佳医院。在2018年11月公布的"中国医院各学科综合指数排行榜"中位列全国第22名,13个学科进入全国前30名。在复旦大学医院管理研究所发布的2017年中国医院综合实力排行榜中,位列华南区第3名,其中耳鼻喉科、心脏外科、消化内科、普通外科等34个学科在专科声誉排行榜中名列华南区前五。同时也是进入中国医院科技影响力排行榜前100名的医院。

截至2018年年末,医院有东、西两个院区,有临床科室46个,病区72个,医技科室19个,床位2750张。年门急诊服务患者267万人次,年出院患者12万人次,年手术5.2万台次。医院在职职工4500人,其中具有正高职称355人,副高职称475人。

广西医科大学第一附属医院药学部是集药品供应、药学服务、科研和教学为一体的综合性药学技术服务部门,下设门诊药房(包括急诊药房、儿科药房、干保药房、传染药房）、住院部药房、药库、临床药学、静脉用药调配中心、制剂室6个部门。为国家临床药师培训基地、全国药品不良反应重点监测单位、国家抗菌药物监测网成员单位、国家合理用药网成员单位、合理用药国际网络（INRUD）中国中心组广西区域牵头单位、全国老年药学联盟单位。临床设备先进，拥有血药浓度检测仪、个体化用药基因检测仪器、全自动摆药机、药物信息化管理系统等；2015年、2016年临床药学在医院专科声誉排行榜位居华南区第4名、广西第1名。科室秉承"以病人为中心"的服务理念，坚持以合理用药为核心，为患者提供安全、有效、经济的用药服务，努力建设成为国内、地方一流的临床药学专科。目前，医院制剂室获批准文号的制剂有109个。

2. 广西壮族自治区人民医院

广西壮族自治区人民医院始建于1941年，是一所以医疗服务为主，兼有科研、教学、预防、保健、康复服务功能的大型综合性省级三级甲等医院，是广西的医疗中心。医院附设三个机构。截至2018年年末，全院在职职工3812人，高级职称588人，博士、硕士697人，开放床位2173张。医院年门急诊量272.96万人次，年出院病人8.39万人次，年住院手术3.12万人次。该院是广西首家顺利通过国家卫生健康委员会三甲复审的医院，配套有广西首个楼顶直升机停机坪。

广西壮族自治区人民医院药学部是医院药品管理的重要部门，是医院药事管理与药物治疗学委员会的常设机构，是集药品调配、药学服务、科研、教学等为一体的医技科室。全科共有职工120人，其中主任药师8人，副主任药师10人，中级职称34人；硕士10人，博士1人。药学部下设药房、药库和临床药学等部门，药房包括门诊西药房、门诊中药房、急诊药房、儿科药房、中心药房、星湖门诊药房等多个部门。所有药库药房均实行信息化管理，住院药房口服药品实行自动包药机单剂量调配，门诊采用电子处方，能准确、及时地为患者提供服务。

广西壮族自治区人民医院是国家卫健委临床药师制试点单位及临床药师培训基地（目前招生专业为抗感染药物和心血管内科）。广西临床药学质控中心于2006年在广西壮族自治区人民医院挂牌成立，目前已接受国家卫健委临床药师培训基地学员4人，进修生38人。药学部临床药学室配备9名临床药师（其中主任药师3人，博士1人，硕士5人），参与临床日常查房及疑难病例讨论，参与全院各临床科室疑难病例会诊，对重点

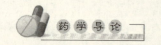

病例建立药历,协助医师拟订合理用药方案,得到各临床科室的好评。开展药物不良反应监测工作,重视特殊人群和使用新药的病例,特别是严重、罕见和新的病例的监测。

3. 广西中医药大学第一附属医院

广西中医药大学第一附属医院成立于 1941 年,是一所集医疗、教学、科研、预防保健、康复为一体的现代化大型中医医院。截至 2018 年年末,医院编制床位 2230 张,年门诊量 220 万人次,年出院病人 4.4 万人次。在职职工 3000 余人,其中高级职称 433 人,博士生导师 15 人,博士、硕士近 700 人,全国名中医 2 人,全国老中医药专家学术经验继承工作指导老师 21 人,首批"桂派中医大师" 15 人,广西名老中医 17 人,广西名中医 44 人,形成了全区最强盛的名中医方阵,是桂派医学流派的发祥地和聚集地。

广西中医药大学第一附属医院药学部创建于 1941 年。随着医院规模的扩大,药学部规模也逐步扩大。该院药学部现有中西药各类药学专业技术人员 80 名,占全科总人数的 89%,下设门诊中药房、门诊中成药房、中药煎药室、门诊西药房、住院部中心药房、便民药房、中药库、中成药库、西药库、临床药学室、中药鉴定室等部门,多方面为患者提供服务,取得了良好的社会效益。

4. 北京协和医院

北京协和医院建成于 1921 年,由洛克菲勒基金会创办,是集医疗、教学、科研于一体的现代化综合三级甲等医院,是国家卫健委指定的全国疑难重症诊治指导中心,也是最早承担高干保健和外宾医疗任务的医院之一。该院以学科齐全、技术力量雄厚、特色专科突出、多学科综合优势强大为特点而享誉海内外。在复旦大学医院管理研究所公布的中国医院综合实力排行榜中连续九年名列榜首。截至 2018 年年末,医院共有 4 个院区,总建筑面积 56 万平方米,在职职工 4000 余名,两院院士 3 人,临床和医技科室 53 个,国家级重点学科 20 个,国家临床重点专科 29 个,博士点 32 个,硕士点 26 个,国家级继续医学教育基地 6 个,国家住院医师规范化培训专业基地 19 个,国家专科医师规范化培训试点基地 8 个。开放住院床位 2000 余张,年手术量 58904 人次,年出院病人 10 万余人次。

北京协和医院药学部是集药学服务、科研、教学和管理为一体的平台科室,由门诊药房、病房药房、制剂室、药检室、药库、实验室、资料室、临床药学室、药学计算机室等部门组成;负责全院医疗、教学、科研用药和实验试剂的供应,药品的调剂、制剂及临床用药服务与信息咨询工作,还承担硕士研究生、本科生、大中专生的教学与毕业实习指导,国外交换生培训及住院药师、临床药师培训等教学任务。配备了包括整合发药机、智能药柜、静脉用药调配中心(PIVAS)配液机器人、药品智能存储系统等在内的一系列自动化设备,大大优化了药学服务流程,降低了用药差错的发生风险。目前该院药学部共有员工115人,其中本科及以上学历占72.8%(博士3人,硕士20人)。

5. 华中科技大学同济医学院附属同济医院

同济医院1900年由德国医师埃里希·宝隆创建于上海,1955年迁至武汉。经过110多年的建设与发展,如今该院已成为集医疗、教学、科研为一体的创新型现代化医院,其综合实力跃升为国内医院前列。同济医院孕育了12位中国科学院、中国工程院院士,培育了3位卫生部部长和副部长;在4200多名职工中,博士生导师166名,硕士生导师356名,享受国务院政府特殊津贴者94名,"973"项目首席科学家2名,教育部长江学者4名,国家杰出青年基金获得者8名,卫生部有突出贡献中青年专家12名,教育部新世纪优秀人才11名,特聘院士29名(同济医院兼职教授),以及一大批享誉海内外的专家、教授。医院现有病床2500张,设62个临床和医技科室,其中国家重点学科8个,国家临床重点学科30个。医院的康复科是世界卫生组织指定的研究和培训中心。在复旦大学医院管理研究所公布的2018年中国医院综合实力排行榜中,医院稳居前十强。

同济医院药学部是医院的重要医技科室之一。1955年同济医院由上海迁至武汉后成立了药剂室。经过60多年的发展,该院药学部已发展成集药物管理供应、药品生产、科研、教学于一体的综合性科室。截至2018年年末,药学部有在职职工190人,其中主任药师3人,副主任药师8人;博士生导师2人,硕士生导师7人。药学部负责全院的临床用药和科研用药的供应和管理,临床药学研究室拥有质谱仪、高效液相色谱检测仪、气相色谱仪、CO_2超临界萃取仪和荧光偏振免疫分析仪,为临床患者提供治疗药物血药浓度监测、药物咨询等服务,以及全院临床用药不良反应监测工作。药学部制剂中心设备齐全,技术精良,可配制滴眼剂、透析液、内服液体制剂、外用液体制剂、软膏制剂等12种剂型,制剂品种达130余种。同时药学部还承担研究生、本科生及临床药学后期转化的教学

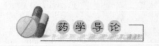

任务。

6. 四川大学华西医院

华西医院起源于美国、加拿大、英国等国基督教会于1892年在成都创建的仁济、存仁医院。1914年，华西协合大学建立医科，将其作为教学医院。1950年，人民政府接管华西协合大学；1953年，大学经院系调整更名为"四川医学院"，医院更名为"四川医学院附属医院"；1985年，四川医学院更名为"华西医科大学"，医院也更名为"华西医科大学附属第一医院"；2000年10月，四川大学与华西医科大学强强合并，随后学院/医院更名为"四川大学华西临床医学院/华西医院"。1990年，该医院被卫生部评定为三级甲等医院。医疗方面，华西医院是中国西部疑难重症诊疗的国家级中心，其医疗水平处于全国先进行列。医院开放床位4300张，在职职工8900余人；设44个临床科室，9个医技科室。2018年门、急诊量544万人次，出院病人26.37万人次，手术17.53万台次；学院现有高级职称专家868人，包括中国科学院院士1名，"973"首席科学家3名，教育部长江学者12名，国家杰出青年科学基金获得者14名，博士生导师299名，硕士生导师390名。

四川大学华西医院临床药学部（药剂科）是集药品供应与调剂、制剂生产与检验、临床药学实践与教育、药学科研与教学为一体的综合性科室。科室现有职工300余名，其中主任药师6人，副主任药师15人；博士9人，硕士20余人。药学部由药库、住院部药房、门诊药房、急诊药房、中药房、制剂室、质控室、肠外营养液调配室、静脉用肿瘤化疗药物调配室、药品不良反应监测室、临床药学室、临床药学与药品不良反应研究室组成。

知识拓展

公立医院与民营医院

公立医院是指政府举办的纳入财政预算管理的医院，也就是国营医院、国家出钱办的医院。民营医院是指由社会出资举办的卫生机构，以营利性为主导。

非营利性医疗机构是指为社会公众利益服务而设立和运营的医疗机构，不以营利为目的，其收入用于弥补医疗服务成本，实际运营中的收支余额只能用于自身的发展，如改善医疗条件、引进技术、

> 开展新的医疗服务项目等。非营利性医疗机构执行政府规定的医疗服务指导价格，享受相应的税收优惠政策。
>
> 营利性医疗机构是指医疗服务所得收益可用于投资者经济回报的医疗机构。政府不开办营利性医疗机构。营利性医疗机构医疗服务价格放开，依法自主经营，照章纳税。

(二) 民营医疗机构药学部门

东莞康华医院

东莞康华医院由东莞康华集团投资建设，是一所生态式的大型民营三甲医院。2016年11月8日正式在香港联交所主板上市。2018年6月通过三甲复审。截至2018年年末，医院有规划床位2006张，门诊部日可接待逾万例门诊病人。

东莞康华医院药剂科是医院的重要组成部分，设有门诊、急诊、住院等中西药房，临床药学室，临床药物调配室等8个部门，担负全院的药品调配、咨询、药物不良反应监测及大专院校的药学专业实习学生带教工作。科室现有药剂人员33人，其中主任药师1人，主管药师8人，药剂师13人，药剂士4人。

（黄欣碧）

第六节 药学事业性机构和组织

药学事业性机构和组织主要包括从事药学教育、科研的组织及药学社会团体。随着科学技术和药学事业的发展，药学教育已形成多层次、多类型、多专业的办学体系。药学科研机构逐步从事业单位向企业性质的单位转化。药学社会团体的行业管理职能也有所加强。

一、药学教育组织

我国现代药学教育已经走过百年历史。目前，药学教育主要由高等药学教育（本、专科）、中等药学教育和药学继续教育三部分构成，形成全

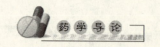

日制药学大学本、专科，中等学校药学专业，药学成人教育，在职药学人员继续教育与培训，以及药学硕士、博士培养，药学博士后流动工作站等多层次、多类型、多专业、多形式的教育体系。

我国是世界上在高等院校中设置药学类专业最多的国家。截至 2011 年年底，设置药学类及相关专业的普通高等学校共有 634 所，其中独立的药科大学 3 所（中国药科大学、沈阳药科大学及广东药科大学）。

设置有药学类专业的高等院校、中等学校均为政府、社会力量投资兴办的事业法人单位。

二、药学科研组织

我国的药学科研组织有两类：一类是国家及各级政府设置的药物研究院所，另一类是附设在高等医药院校、大型制药企业和医疗机构中的药物研究所（室）。除大型制药企业的药物科研机构外，其他均为国家投资兴办的事业单位。国家投资兴办的药学科研组织隶属于中国科学院、中国医学科学院、中医研究院、军事医学科学院等国家和地方科学院系统，以及国家和各级政府卫生、医药和教育行政主管部门。

随着我国科研体制改革的逐步深化，国家对药学科研机构的行政事业性经费投入逐渐减少，自主权不断扩大。药学科研机构应不断加快自身机制的转换，坚持自我发展的方向，形成和建立多渠道、多元化的科技投资机制。许多药学科研机构通过开辟科技市场、保护知识产权、进行技术转让等方式有效地克服了计划经济体制管理所带来的弊端，医药科技成果尽快地实现转化并形成了产业化发展趋势，推动了我国医药经济的快速发展。

三、药学学术团体

我国药学学术团体主要是指中国药学会及经政府批准成立的与药学有关的各种协会。

（一）中国药学会

中国药学会成立于 1907 年，是我国最早成立的学术团体之一，是由全国药学科学技术工作者自愿组成、依法登记成立的学术性、公益性、非营利性的法人社会团体。中国药学会是国际药学联合会和亚洲药物化学联合会成员。中国药学会主管单位为中国科学技术协会，办事机构为秘书处,行政挂靠国家药品监督管理局。秘书处内设办公室、组织工作部、学术部、编辑出版部、继续教育与科普部、国际交流部、科技开发中心。现有注册会员8万多人,高级会员3000余人,团体会员53个。学会下设7个工作委员会、19个专业委员会,主办20种学术期刊。

中国药学会的主要任务是开展药学科学技术的国内外学术交流;编辑出版、发行药学学术期刊和书籍;发展同世界各国及地区药学相关团体、药学科学技术工作者的友好交往与合作;举荐、表彰、奖励在科学技术活动中取得优异成绩的药学科学技术工作者;开展对会员和药学科学技术工作者的继续教育培训;普及推广药学及相关学科的科学技术知识;反映药学科学技术工作者的意见和要求,维护药学科学技术工作者的合法权益;接受政府委托,承办与药学发展及药品监督管理等有关事项,组织药学科学技术工作者参与国家有关项目的科学论证和科学技术咨询;开展医药产品展示、提供医药技术服务与推广科研成果转化等活动;举办为会员服务的事业和活动;兴办符合本会业务范围的事业与企业单位。

课堂练习

中国药学会主办刊物查阅

为了交流科研、生产、教学等方面的成果、经验,推动药学事业的发展,中国药学会编辑出版以药学各领域为内容的学术期刊。请各位同学自行登录中国药学会网站,收集、整理出其主办的刊物。

(二) 药学协会

我国的药学协会主要包括中国医药企业管理协会、中国药师协会、中国非处方药物协会、中国化学制药工业协会、中国医药商业协会和中国医药教育协会等。

1. 中国医药企业管理协会

中国医药企业管理协会成立于1985年7月,经中华人民共和国民政部登记注册,是全国性的、非营利性的社会团体法人组织。该协会的业务指导部门为国务院国有资产监督管理委员会。该协会的领导机构是理事会和常务理事会,办事机构是秘书处。

该协会的基本任务是:从医药经济发展的角度调查研究、发布交流、

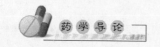

推广应用现代企业管理理论及实践经验；沟通企业与政府间的联系，做好政府委托的工作；引导企业家（经营管理者）增强法治意识，学法、守法，积极支持企业依法维护和规范自身行为，维护企业自身合法权益；向会员单位提供咨询、培训和信息服务，提高医药企业整体素质；出版发行医药企业管理书籍、内部刊物及资料；表彰医药优秀企业和优秀企业家，树立榜样，提高企业知名度和社会声誉；开展医药企业的招商引资中介服务和产品宣传、展览推荐活动；组织交流国内外医药企业先进经验和管理创新成果；组织会员同有关的国际组织及国内外社会团体开展友好交往与合作，不断提高我国医药企业现代化生产经营的管理水平。

2. 中国药师协会

中国药师协会的前称为"中国执业药师协会"，成立于2003年2月，经中华人民共和国民政部登记注册，是由具有药学专业技术职务或执业资格的药学技术人员及相关单位会员自愿结成的全国性、行业性、非营利性社会组织。2014年5月，经中华人民共和国民政部批准，该协会正式更名为"中国药师协会"。中国药师协会接受登记管理机关中华人民共和国民政部和业务主管单位国家药品监督管理局的业务指导和监督管理。

中国药师协会业务范围包括：

（1）履行团体职责，加强药师的自律管理，规范药师的执业行为，维护药师的合法权益；

（2）参与法律、法规和规章的制定，宣传、贯彻、落实有关法律、法规及合理用药的政策措施；

（3）制定药师的职业规范、道德准则；

（4）协助政府有关部门制定全国合理用药管理的工作目标、工作方案、相关管理措施和管理规范；

（5）宣传、推广药学新理论、新知识、新技术、新方法，促进药学技术的发展和进步；

（6）组织开展国内外药学技术的学术交流与合作；

（7）组织开展相关课题研究，为政府制定相关的法律、法规提出建设性意见；

（8）开展药师队伍建设研究，加强药师继续教育管理，科学、有效地组织开展相关培训工作；

（9）依照有关规定，编辑出版《中国执业药师》杂志和有关书籍，宣传合理用药知识，向专业人员及公众提供药学信息和健康知识服务；

（10）经政府有关部门批准，表彰、奖励在医疗、预防、保健工作中为推动合理用药、保障公众健康做出突出贡献的药师；

（11）承担政府委托的有关药学学术发展、药品合理使用、全民健康促进等方面的任务。

3. 中国非处方药物协会

中国非处方药物协会（以下简称"OTC协会"）的前称为"中国大众药物协会"，成立于1988年。协会由非处方药（OTC）相关领域的生产企业、分销企业，研究、教育机构及媒体等单位组成。现有团体会员200多个。中国OTC协会是世界自我药疗产业协会的理事单位，积极参与国际交流与合作。

OTC协会的职能是：沟通会员单位与政府有关部门的联系，提出有关非处方药生产、经营管理方面的政策法规建议；向会员单位提供咨询、培训和信息等各项服务；向广大消费者宣传普及自我药疗理念和知识；开展国际交流与合作。

自2000年起，我国正式实施处方药与非处方药分类管理制度，OTC协会随后展开了广泛的宣传、教育、培训及调研工作，积极推进药品分类管理制度的实施。在指导连锁药店提高药品分类管理及药学服务水平的过程中，协会与全国各地的连锁药店建立了广泛的联系。2002年，协会联合医药保健行业的相关生产经营企业、连锁药店、专家学者等各种社会力量，倡导在我国实施《优良药房工作规范》（GPP），得到了社会的广泛认可。

4. 中国化学制药工业协会

中国化学制药工业协会成立于1988年9月，是民政部核准登记的全国性社会团体法人，其业务主管单位是国务院国有资产监督管理委员会。协会现有会员单位304家，会员单位主营业务收入达到化学制药全行业的60%，利润总额为55%左右。协会下设11个分支机构，即1个分会与10个委员会。由企业和企业家办会，会员单位主要由从事（化学）药品生产的多种经济类型的骨干企业（集团）、省市医药行业协会、医药研究及设计单位和大中专院校等组成。

该协会自成立以来，在探索中发展，在实践中开拓，热情为会员单位服务，注重调查研究，反映会员单位的正当要求，维护会员单位的合法权益;向政府部门提出有利于我国制药工业发展的政策建议;利用多种渠道和方式为会员单位提供有价值的经济、技术、政策等国内外信息,开展咨询服务;组织技术经济交流,引导绿色生产和节能减排;积极开展化学制药行业诚信体系建设、品牌建设和"两化"融合建设,持续组织制药企业信用评价,推荐行业优秀企业及优秀产品品牌,开展行业"两化"融合水平评估。协会不断拓展国际交流交往活动,已先后与韩国、日本、印度、欧盟、加拿大制药协会签署了双边合作备忘录。

5. 中国医药商业协会

中国医药商业协会是1989年经民政部批准成立的全国性社会经济团体,是医药商业相关企事业单位自愿结成的行业性、全国性、非营利性社会组织。目前,该协会拥有会员单位381家。协会的宗旨是为政府、行业和企业服务,促进医药经济和医药产业健康、稳定、可持续发展。

6. 中国医药教育协会

中国医药教育协会是经民政部批准的国家一级协会,成立于1992年7月3日。它是全国唯一的一个医药教育学术性社团组织,其主管部门是国务院国有资产监督管理委员会。

中国医药教育协会的业务范围是医药教育管理、业务培训、学术交流、专业展览、书刊编辑、咨询服务、国际合作。该协会涉及的主要工作领域是高等药学教育、医药职业技术教育、药监系统和医药行业的岗位培训、医药行业继续教育、国际合作等。该协会建立了全国医药教育网站,与中国药科大学、广东药科大学共同主办《药学教育》杂志,并创办了《医药教育通讯》。

中国医药教育协会自成立以来,根据协会的章程,在主管部门的指导下,积极开展工作,建立了具有特色的全国医药教育网络,成立了高等药学院校(系)委员会、职业技术教育委员会、成人教育委员会。这三个委员会的建成,构成了协会工作的主体,涵盖了高等药学教育、医药职业技术教育、医药行业职工的岗位培训和继续教育在内的医药教育部门的各个层次和专业领域。该协会培养在教育层次上从中专到博士的多层次各类药学专门人才,以及从初级到高级的在职专业技术人员、行业管理干部,内容涵盖了医药教育的方方面面。

(黄欣碧)

第三章 药品行业从业人员

第一节 概述

我国医药行业分为医药制造行业和医药流通行业。从业人员是指从事一定的社会劳动并取得劳动报酬或经营收入的各类人员。药品行业从业人员是指在药品制造或药品经营行业从事管理、技术、操作等相关工作的各类人员。

一、药品行业工作岗位及从业人员资质要求

（一）工作岗位

1. 药品生产企业工作岗位

药品生产企业具体的工作岗位比较多，比如药品生产企业有车间生产操作岗位、车间技术管理岗位、质量管理岗位、营销岗位等（详见本书第二章第三节）。

2. 药品经营企业工作岗位

药品经营企业工作岗位有质量部管理岗位、仓库保管员岗位、养护员岗位、业务部业务员岗位等（详见本书第二章第四节）。

3. 医疗机构药学部门工作岗位

医疗机构药学部门有生产操作岗位、药房调剂辅助岗位、质量管理岗位、仓库保管员岗位等（详见本书第二章第五节）。

药品行业不同工作岗位对人员的资质要求有所不同。

(二) 从业人员资质要求

1. 药品生产企业从业人员资质要求

人员资质，尤其是关键岗位人员的资质是确保药品质量及药品生产企业的质量保证体系良好运行的重要条件之一。《药品生产质量管理规范》对于药品生产企业从业关键人员资质要求有如下规定：(1) 生产管理负责人应具有药学或相关专业本科以上学历（或中级专业技术职称或执业药师资格），具有至少3年从事药品生产和质量管理的实践经验，其中具有至少1年的药品生产管理经验，接受过与所生产产品相关的专业知识培训。(2) 质量管理负责人应当具有药学或相关专业本科以上学历（或中级专业技术职称或执业药师资格），具有至少5年从事药品生产和质量管理的实践经验，其中具有至少1年的药品质量管理经验，接受过与所生产产品相关的专业知识培训。(3) 质量受权人应当具有药学或相关专业本科及以上学历（或中级专业技术职称或执业药师资格），具有至少5年从事药品生产和质量管理的实践经验，其中具有至少1年的药品质量管理经验，接受过与所生产产品相关的专业知识培训。

2. 药品批发企业从业人员资质要求

对于药品批发企业从业人员的资质要求，《药品经营质量管理规范》有如下规定：(1) 企业负责人应当具有大学专科以上学历或者中级以上专业技术职称，经过基本的药学专业知识培训，熟悉有关药品管理的法律法规及本规范。(2) 企业质量负责人应当具有大学本科以上学历、执业药师资格和3年以上药品经营质量管理工作经历，在质量管理工作中具备正确判断和保障实施的能力。(3) 企业质量管理部门负责人应当具有执业药师资格和3年以上药品经营质量管理工作经历，能独立解决经营过程中的质量问题。(4) 企业应当配备符合以下资格要求的质量管理、验收及养护等岗位人员：① 从事质量管理工作的，应当具有药学中专或者医学、生物、化学等相关专业大学专科以上学历或者具有药学初级以上专业技术职称；② 从事验收、养护工作的，应当具有药学或者医学、生物、化学等相关专业中专以上学历或者具有药学初级以上专业技术职称；③ 从事中药材、中药饮片验收工作的，应当具有中药学专业中专以上学历或者具有中药学中级以上专业技术职称；④ 从事中药材、中药饮片养护工作的，应当具有中药学专业中专以上学历或者具有中药学初级以上专业技术职称；⑤ 直接收购地产中药材的验收人员应当具有中药学中级以上专业技术职称。经营疫苗的企业还应当配备2名以上专业技术人员专门负责疫苗质量管理和验收工作，专业技术人员应当具有预防医学、药学、微生物学或者医学等专业本科以上学历及中级以上专业技术职称，并有3年以上从事疫苗管理或者技术工作经历。（5）从事采购工作的人员应当具有药学或者医学、生物、化学等相关专业中专以上学历，从事销售、储存等工作的人员应当具有高中以上文化程度。

3. 药品零售企业从业人员资质要求

对于药品零售企业从业人员的资质要求，《药品经营质量管理规范》规定如下：

（1）企业法定代表人或者企业负责人应当具备执业药师资格。（2）质量管理、验收、采购人员应当具有药学或者医学、生物、化学等相关专业学历或者具有药学专业技术职称。（3）从事中药饮片质量管理、验收、采购的人员应当具有中药学中专以上学历或者具有中药学专业初级以上专业技术职称。（4）营业员应当具有高中以上文化程度或者符合省级药品监督管理部门规定的条件。（5）中药饮片调剂人员应当具有中药学中专以上学历或者具备中药调剂员资格。

二、药品行业从业人员现状

（一）行业需求

药品行业是我国国民经济的重要组成部分，对于保护和增进人民健康、提高生活质量，以及计划生育、救灾防疫、军需战备等工作的开展均具有十分重要的作用。药品行业是与人类生命健康紧密相关的行业，因此，它不存在成熟期，是一个不断成长和发展的行业。

随着经济社会的快速发展和人民健康需求的不断增长，药品研制、生产、流通、使用及监管等各环节对人才的需求将不断扩大，特别是经济发展方式的转变和产业结构的调整，对人才的专业素质和能力要求越来越高。新版GMP和新版GSP的实施，对药品生产企业和药品经营企业的从业人员也提出了更高的资质要求。

（二）药品行业从业人员现状

目前我国药品行业整体基础比较薄弱，企业规模偏小，行业集约化程度较低，专业技术人员比较缺乏。据有关研究报告，我国制药企业药学技术人员所占职工总数比例只及发达国家的1/5。全国药品检验队伍到2020

年将扩大到3.9万人。

截至2018年12月底,全国通过执业药师资格考试的总人数达到103万人。截至2019年4月底,全国执业药师注册人数为485833人,因此平均每万人口执业药师人数为3.5人。注册于药品零售企业的执业药师436128人,占注册总数的89.8%;注册于药品批发企业、药品生产企业、医疗机构和其他领域的执业药师分别为34249人、3805人、11294人、357人。截至2018年11月底,全国共有药品经营许可证持证企业50.8万家,其中批发企业1.4万家,零售连锁企业5671家,零售连锁企业门店25.5万家,零售药店23.4万家。根据以上数据可知,目前全国零售药店门店数在48.9万家左右,而注册于社会药房的执业药师只有约44万人。如果每家店都被划成一类店,按照一类店的执业药师配备标准(至少1名)来看,执业药师人数仍有约5万人的缺口。从实际情况来看,有业内多位连锁负责人表示,旗下90%以上门店符合三类店标准(至少2名执业药师)。从已实行药店分类分级的广东省公布的数据来看,三类药店在零售药店占比至少60%。这也意味着48.9万家药店中可以预测有一半以上符合三类药店要求。如果按照三类药店人员配备的要求来看,注册执业药师总人数应增加至少30万才能勉强满足全国社会药店的需求,可以说执业药师发展进入关键期,就业前景仍不容小觑。

(赵卫杰)

第二节 药品行业技能人员职业资格

在国家职业资格目录清单中,职业资格包括技能人员职业资格和专业技术人员职业资格两大类。

一、基本概念

(一)技能

技能亦可被称为操作能力,是指人在意识支配下所具有的肢体动作能力。它包括智能和体能两个因素,其中智能是构成技能的一个非常重要的因素,技能的提高只有通过智能的提高才能得以实现。

（二）职业技能

职业技能是指人在职业活动范围内需要掌握的技能，通常以是否与就业活动相关来确定。

人的技能结构层次最外端的表现形式是动作能力。人的技能按动作划分可分为言语技能和肢体技能两大类。随着社会经济结构变化和技术的进步，人的劳动就业方式发生了很大变化，在项目策划、组织管理、技术研发和自动化控制等工作岗位上，人的职业技能更多的是靠知识的运用、信息的掌握和人际关系的协调。这种技能形式被称为心智技能。心智技能的出现，反映了在新的经济条件下职业技能的变化。

职业技能具有三大特点：一是职业技能的养成与知识的学习截然不同。职业技能不像知识可以在课堂上进行讲授或灌输，其养成必须在具体工作实践中或模拟条件下的实际操作中进行训练和培养。知识学习是技能养成的基础，但绝不能代替技能的训练，熟练的技能一定要在长期不断的练习和实践中才能获得。二是职业技能一旦掌握一般不容易忘记。但是，高水平的技能要进行巩固和提高必须在有意识的实践和培训中经过反复训练才能得以实现。三是各种职业的性质及其技能形式有差别，但职业本身没有高低贵贱之分。各种职业技能水平的高低不取决于它处在能力结构层次的什么位置，或采取何种表现形式。决定某一职业技能水平高低的主要因素有以下几点：一是决定于该项技能中所包含智能成分的比例大小；二是决定于该项技能所使用工具或手段的复杂程度、技术含量或复合性成分；三是决定于掌握该项技术的难易程度。一般来说，某种职业技能水平的等级越高，其工作职责和服务范围越大，其控制的系统和工具越复杂，对劳动者的智力和工作经验的要求越高，同时也需要更加严格的培训和长期的实践训练。

（三）职业技能鉴定

职业技能鉴定是指按照国家规定的职业标准，通过政府授权的考核鉴定机构，对劳动者的专业知识和技能水平进行客观公正、科学规范地评价与认证的活动。

职业技能鉴定属于标准参照型考试，是以既定的职业技能等级标准为依据来衡量劳动者是否达到职业或岗位要求的标准参照考试。它是由考试考核机构对劳动者从事某种职业所应掌握的技术理论知识和实际操作能力做出客观的测量和评价。同时，职业技能鉴定属于综合性社会考试，其

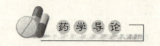

对象是社会劳动者。

职业技能鉴定具有以下三个特点：一是职业技能鉴定以职业活动为导向。职业技能鉴定以职业活动为导向，以实际工作岗位的需要为依据。鉴定什么内容取决于职业标准，因此，建立一个以职业活动为导向、以职业技能为核心的职业标准体系是职业技能鉴定的前提。二是职业技能鉴定以实际操作为主要依据。职业技能培训和考核的目的是培养出需要的职业或工作岗位人才。对劳动者的职业技能鉴定，注重的是会做什么，即实际操作能力，而不是知道什么。考察一个人的实际工作能力，最直接、最有效的方式就是考察其在工作现场的实际表现。当然，在进行鉴定时，通过模拟工作条件下的考核、符合实际工作任务要求的操作或正式上岗前的实习等方式也都可达到同样的效果。三是职业技能鉴定以第三方认证原则为基础。我国在职业技能鉴定和职业资格证书制度上贯彻第三方认证模式。《劳动法》第八章第六十九条规定："国家确定职业分类，对规定的职业制定职业技能标准，实行职业资格证书制度，由经过政府批准的考核鉴定机构负责对劳动者实施职业技能考核鉴定。"也就是说，职业技能鉴定由政府行政部门负责管理、指导和监督，由政府批准的技能鉴定机构直接进行操作。技能鉴定机构在组织、职能和利益上独立于用人单位和劳动者，能代表劳动力供需双方或社会的共同利益，在认证方式和考试技术上具有一定的权威性，并且能建立一个高度统一的质量保障体系。建立第三方认证模式亦符合国际通行的规则，有利于我国人力资源开发与国际接轨，并为我国参与国际经济竞争创造条件。

职业技能鉴定包括职业资格一级（高级技师）、职业资格二级（技师）、职业资格三级（高级）、职业资格四级（中级）和职业资格五级（初级）的资格考评。

开展职业技能鉴定，推行职业资格证书制度，是落实国家提出的"科教兴国"战略方针的重要举措，也是我国人力资源开发的一项战略措施。这对于提高劳动者素质、促进劳动力市场的建设及深化国有企业改革、促进经济发展都具有非常重要的意义。

（四）职业资格证书

职业资格是对从事某一职业所必备的学识、技术和能力的基本要求。职业资格分为技能人员职业资格和专业技术人员职业资格。二者均有准入类和水平评价类。职业资格证书是反映劳动者具备某种职业所需要的专门知识和技能的证明。准入类职业资格证书没有明确的等级划分，只是各项证书之间有所区别。水平评价类职业资格证书有等级之分，分为五级，分别为五级（初级技能）、四级（中级技能）、三级（高级技能）、二级（技师）、一级（高级技师）。根据原劳动和社会保障部制定的《国家职业标准制定技术规程》的规定，各等级的具体标准见表3-1。

表3-1 国家职业资格等级的具体标准

等级	具体标准
国家职业资格一级（高级技师）	能够熟练运用基本技能和特殊技能在本职业的各个领域完成复杂的、非常规性的工作，熟练掌握本职业的关键操作技能技术；能够独立处理和解决高难度的技术或工艺问题，在技术攻关、工艺革新和技术改革方面有创新；能组织开展技术改造、技术革新和进行专业技术培训，具有管理能力。
国家职业资格二级（技师）	能够熟练运用基本技能和专门技能完成较为复杂的、非常规性的工作，掌握本职业的关键操作技能技术；能够独立处理和解决技术或工艺问题，在操作技能技术方面有创新；能组织指导他人进行工作，能培训一般操作人员，具有一定的管理能力。
国家职业资格三级（高级技能）	能够熟练运用基本技能和专门技能完成较为复杂的工作，包括完成部分非常规性工作；能够独立处理工作中出现的问题；能指导他人进行工作或协助培训一般操作人员。
国家职业资格四级（中级技能）	能够熟练运用基本技能独立完成本职业的常规工作；在特定情况下，能够运用专门技能完成较为复杂的工作；能够与他人进行合作。
国家职业资格五级（初级技能）	能够运用基本技能独立完成本职业的常规工作。

> **课堂活动**
>
> 职业资格证书与学历文凭本质上有何区别？

二、药品行业技能人员职业资格

（一）准入类

在国家职业资格目录清单中，准入类职业（如电焊工）是指涉及公共安全、人身健康、人民生命财产安全的特殊职业，此类职业须依据有关法律、行政法规或国务院决定设置。准入类职业资格是指按照相关要求，个人拿到证书才能进入相关行业的工作岗位，即此类工作须持证上岗，企

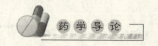

业也不得招募无证人员。

在国家职业资格目录清单中，药品行业技能人员职业资格目前没有准入类资格要求。

（二）水平评价类

在国家职业资格目录清单中，水平评价类职业资格是指社会通用性强、专业性强的职业建立的非行政许可类职业资格制度。劳动者通过职业技能鉴定，可从社会权威认证机构获得对自己技能水平和从业资格的认可。其主要形式是职业资格证书。药品行业技能人员水平评价类职业资格包括药物制剂工和中药炮制工两个工种。

1. 药物制剂工

（1）职业定义。

药物制剂工是指使用制剂设备、器具将原辅料加工成药品的人员。

（2）职业等级。

本职业共设五个等级，分别为五级（初级工）、四级（中级工）、三级（高级工）、二级（技师）、一级（高级技师）。

（3）职业技能鉴定要求。

① 申报条件：

具备以下条件之一者，可申报五级（初级工）：A. 累计从事本职业工作1年（含1年）以上；B. 本职业学徒期满。

具备以下条件之一者，可申报四级（中级工）：A. 取得本职业五级（初级工）职业资格证书（技能等级证书）后，累计从事本职业工作4年（含4年）以上；B. 累计从事本职业工作6年（含6年）以上；C. 取得技工学校本专业或相关专业毕业证书（含尚未取得毕业证书的在校应届毕业生），或者取得经评估论证、以中级技能为培养目标的中等及以上职业学校本专业或相关专业毕业证书（含尚未取得毕业证书的在校应届毕业生）。

具备以下条件之一者，可申报三级（高级工）：A. 取得本职业四级（中级工）职业资格证书（技能等级证书）后，累计从事本职业工作5年（含5年）以上；B. 取得本职业四级（中级工）职业资格证书（技能等级证书）并具有高级技工学校、技师学院毕业证书（含尚未取得毕业证书的在校应届毕业生），或者取得本职业四级（中级工）职业资格证书（技能等级证书）并具有经评估论证、以高级技能为培养目标的高等职业学校本专业或相关专业毕业证书（含尚未取得毕业证书的在校应届毕业生）；C. 具有大专及以上本专业或相关专业毕业证书，并取得本职业四级（中级工）职业资格证书（技能等级证书）后，累计从事本职业工作2年（含2年）以上。

具备以下条件之一者，可申报二级（技师）：A. 取得本职业三级（高级工）职业资格证书（技能等级证书）后，累计从事本职业工作4年（含4年）以上；B. 取得本职业三级（高级工）职业资格证书（技能等级证书）的高级技工学校、技师学院毕业生累计从事本职业工作3年（含3年）以上，或者取得本职业预备技师证书的技师学院毕业生累计从事本职业工作2年（含2年）以上。

具备以下条件者，可申报一级（高级技师）：取得本职业二级（技师）职业资格证书（技能等级证书）后，累计从事本职业工作4年（含4年）以上。

② 鉴定方式：

分为理论知识考试、技能考核及综合评审。理论知识考试以笔试、机考等方式为主，主要考核从业人员从事本职业应掌握的基本要求和相关知识要求；技能考核主要以现场操作、模拟操作等方式进行，主要考核从业人员从事本职业应具备的技能水平；综合评审主要针对技师和高级技师，通常采取审阅申报材料、答辩等方式进行全面评议和审查。

理论知识考试、技能考核和综合评审均实行百分制，成绩皆达60分（含60分）以上者为合格。

③ 鉴定时间：

理论知识考试时间不少于90分钟；技能考核时间：五级（初级工）不少于30分钟，四级（中级工）、三级（高级工）、二级（技师）和一级（高级技师）均不少于60分钟；综合评审时间不少于30分钟。

（4）基本要求。

① 职业道德：

具备职业道德基本知识，并遵守以下职业守则：遵纪守法，爱岗敬业；精益求精，质量为本；安全生产，绿色环保；诚信尽职，保守秘密；尊师爱徒，团结协作。

② 基础知识：

药物制剂基础知识包括药物剂型的分类、制剂生产人员卫生要求、

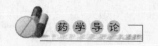

制剂生产环境要求、制剂微生物限度要求、药物制剂理化基础知识、制剂设备基础知识、制剂包装材料的种类与应用、影响制剂稳定性的因素及解决方法、数据统计分析基础知识。

药物制剂生产过程技术管理知识包括药品生产文件管理、生产操作管理、生产记录管理、物料平衡管理、清场管理及偏差管理等方面的知识。

安全知识包括防火防爆等消防知识、安全用电知识、制剂安全操作知识、有机溶剂的毒性和安全防护知识及急救知识。

环境保护知识包括制剂过程的废水、废气、废料处理知识,制剂过程的粉尘处理知识及制剂过程的噪声处理知识。

相关法律、法规知识包括《中华人民共和国劳动法》相关知识、《中华人民共和国药品管理法》相关知识、《中华人民共和国药品管理法实施办法》相关知识、《中华人民共和国中医药法》相关知识、《药品生产质量管理规范》相关知识及《中华人民共和国药典》相关知识。

（5）权重表。

① 理论知识权重表：见表 3-2。

表 3-2　药物制剂工理论知识权重表（%）

	理论知识	五级（初级工）	四级（中级工）	三级（高级工）	二级（技师）	一级（高级技师）
基本要求	职业道德	5	5	5	5	5
	基础知识	25	20	20	20	20
相关知识要求	制剂准备	5	5	5	0	0
	配料	15	10	5	0	0
	制备	40	40	40	40	30
	清场	10	5	5	0	0
	设备维护	0	15	15	10	10
	验证	0	0	0	15	20
	培训指导与技术管理	0	0	5	10	15
	合计	100	100	100	100	100

② 技能要求权重表：见表 3-3。

表 3-3 药物制剂工技能要求权重表（%）

技能要求	五级（初级工）	四级（中级工）	三级（高级工）	二级（技师）	一级（高级技师）
制剂准备	10	5	5	0	0
配料	20	10	5	0	0
制备	50	55	55	40	40
清场	20	10	5	0	0
设备维护	0	20	20	10	10
验证	0	0	0	20	15
培训指导与技术管理	0	0	10	30	35
合计	100	100	100	100	100

2. 中药炮制工

（1）职业定义。

中药炮制工是指操作净制、切制或炮炙等设备，将中药植物、矿物、动物等药用原料制成中药饮片的人员。

（2）职业等级。

本职业共设五个等级，分别为五级（初级工）、四级（中级工）、三级（高级工）、二级（技师）、一级（高级技师）。

（3）职业技能鉴定要求。

① 申报条件：

具备以下条件之一者，可申报五级（初级工）：A. 累计从事本职业工作 1 年（含 1 年）以上；B. 本职业学徒期满。

具备以下条件之一者，可申报四级（中级工）：A. 取得本职业五级（初级工）职业资格证书（技能等级证书）后，累计从事本职业工作 4 年（含 4 年）以上；B. 累计从事本职业工作 6 年（含 6 年）以上；C. 取得技工学校本专业或相关专业毕业证书（含尚未取得毕业证书的在校应届毕业生），或者取得经评估论证、以中级技能为培养目标的中等及以上职业学校本专业或相关专业毕业证书（含尚未取得毕业证书的在校应届毕业生）。

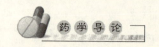

具备以下条件之一者，可申报三级（高级工）：A. 取得本职业四级（中级工）职业资格证书（技能等级证书）后，累计从事本职业工作5年（含5年）以上；B. 取得本职业四级（中级工）职业资格证书（技能等级证书）并具有高级技工学校、技师学院毕业证书（含尚未取得毕业证书的在校应届毕业生），或者取得本职业四级（中级工）职业资格证书（技能等级证书）并具有经评估论证、以高级技能为培养目标的高等职业学校本专业或相关专业毕业证书（含尚未取得毕业证书的在校应届毕业生）；C. 具有大专及以上本专业或相关专业毕业证书并取得本职业四级（中级工）职业资格证书（技能等级证书）后，累计从事本职业工作2年（含2年）以上。

具备以下条件之一者，可申报二级（技师）：A. 取得本职业三级（高级工）职业资格证书（技能等级证书）后，累计从事本职业工作4年（含）以上；B. 取得本职业三级（高级工）职业资格证书（技能等级证书）的高级技工学校、技师学院毕业生累计从事本职业工作3年（含3年）以上，或者取得本职业预备技师证书的技师学院毕业生累计从事本职业工作2年（含2年）以上。

具备以下条件者，可申报一级（高级技师）：取得本职业二级（技师）职业资格证书（技能等级证书）后，累计从事本职业工作4年（含4年）以上。

② 鉴定方式：

分为理论知识考试、技能考核及综合评审。理论知识考试以笔试、机考等方式为主，主要考核从业人员从事本职业应掌握的基本要求和相关知识要求；技能考核主要以现场操作、模拟操作等方式进行，主要考核从业人员从事本职业应具备的技能水平；综合评审主要针对技师和高级技师，通常采取审阅申报材料、答辩等方式进行全面评议和审查。

理论知识考试、技能考核和综合评审均实行百分制，成绩皆达60分（含60分）以上者为合格。

③ 鉴定时间：

理论知识考试时间不少于90分钟；技能考核时间不少于30分钟，综合评审时间不少于30分钟。

（4）基本要求。

① 职业道德：

具备职业道德基本知识,并遵守以下职业守则:遵纪守法、爱岗敬业;精益求精,质量为本;安全生产,绿色环保;诚信尽职,保守秘密;尊师爱徒,团结协作。

② 基础知识:

中医药学基础知识包括中药药性、中药功用与中药鉴别知识。

中药炮制基础知识包括中药炮制概念、中药炮制目的、中药炮制对药性的影响及中药炮制基本方法等方面的知识。

中药配制基础知识包括中药原辅料称量与配料程序知识。

中药饮片包装基本知识包括中药饮片包装概述、中药饮片包装作用、中药饮片包装要求及中药饮片包装标记和标志等方面的知识。

相关法律、法规知识包括《中华人民共和国药品管理法》相关知识、《中华人民共和国中医药法》相关知识、《中华人民共和国劳动法》相关知识、《中华人民共和国劳动合同法》相关知识、《药品生产质量管理规范》相关知识等。

(5) 权重表。

① 理论知识权重表:见表3-4。

表3-4 中药炮制工理论知识权重表(%)

	理论知识	五级(初级工)	四级(中级工)	三级(高级工)	二级(技师)	一级(高级技师)
基本要求	职业道德	5	5	5	5	5
	基础知识	25	20	20	20	20
相关知识要求	中药净制	15	10	10	0	0
	中药切制	35	20	20	20	20
	中药炮炙	0	30	40	45	40
	中药配制	10	5	0	0	0
	饮片包装	10	10	5	0	0
	管理与培训	0	0	0	10	15
	合计	100	100	100	100	100

② 技能要求权重表:见表3-5。

表 3-5　中药炮制工技能要求权重表（%）

技能要求	五级（初级工）	四级（中级工）	三级（高级工）	二级（技师）	一级（高级技师）
中药净制	20	10	10	0	0
中药切制	50	30	30	25	15
中药炮炙	0	45	50	50	55
中药配制	10	5	0	0	0
饮片包装	20	10	10	0	0
管理与培训	0	0	0	25	30
合计	100	100	100	100	100

> **知识拓展**
>
> **"1+X"证书制度**
>
> 国务院 2019 年 1 月 24 日印发的《国家职业教育改革实施方案》（下称《方案》）提到，在职业院校、应用型本科高校启动"学历证书+若干职业技能等级证书"（即"1+X"证书）制度试点，该工作于 2019 年 3 月启动。
>
> "1"代表学历证书，"X"代表若干职业技能等级证书。据介绍，"1+X"证书制度鼓励学生在获得学历证书的同时，积极取得多类职业技能等级证书。试点将从 5 个领域的证书开始，年内陆续启动约 10 个领域，在部分地区遴选符合条件的院校开展试点。试点的省份采取自主申报的方式确定，试点的院校采取自主申报和省级教育行政部门推荐的方式确定。未纳入试点范围的省份和院校也可按照国家有关标准和要求自行开展试点工作。

第三节　药品行业专业技术人员职业资格

在国家职业资格目录清单中，药品行业专业技术人员职业资格包括准入类职业（执业药师）资格和水平评价类职业资格（全国卫生系列药学专业技术资格）两大类。

一、药品行业专业技术人员准入类职业资格

在国家职业资格目录清单中,药品行业专业技术人员准入类职业资格是执业药师。

(一) 执业药师的概念

执业药师是指经全国统一考试合格,取得中华人民共和国执业药师职业资格证书并经注册,在药品生产、经营、使用和其他需要提供药学服务的单位中执业的药学技术人员。我国实行执业药师资格制度是对药学技术人员实行的职业准入控制,以确保药品质量,保障人民用药安全有效。凡从事药品生产、经营、使用的单位均应配备相应的执业药师,并以此作为开办药品生产、经营、使用单位的必备条件之一。

(二) 我国执业药师资格制度

1. 对申请人员的要求

凡中华人民共和国公民和获准在我国境内就业的外籍人员,具备以下条件之一者,均可申请参加执业药师职业资格考试:

(1) 取得药学类或中药学类专业大专学历,在药学或中药学岗位工作满 5 年;

(2) 取得药学类或中药学类专业大学本科学历或学士学位,在药学或中药学岗位工作满 3 年;

(3) 取得药学类或中药学类专业第二学士学位、研究生班毕业或硕士学位,在药学或中药学岗位工作满 1 年;

(4) 取得药学类或中药学类专业博士学位;

(5) 取得药学类或中药学类相关专业相应学历或学位的人员,在药学或中药学岗位工作的年限相应增加 1 年。

2. 考试要求

执业药师职业资格实行全国统一大纲、统一命题、统一组织的考试制度。原则上每年举行一次考试。考试日期原则上为每年 10 月份。国家药监局负责组织拟订考试科目和考试大纲,建立试题库,组织命审题工作,提出考试合格标准建议。人力资源和社会保障部负责组织审定考试科目、考试大纲,会同国家药监局对考试工作进行监督、指导,并确定合格标准。

执业药师职业资格考试分为药学、中药学两个专业类别。药学类考试

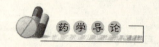

科目为药学专业知识（一）、药学专业知识（二）、药事管理与法规、药学综合知识与技能四个科目。中药学类考试科目为中药学专业知识（一）、中药学专业知识（二）、药事管理与法规、中药学综合知识与技能四个科目。

考试以4年为一个周期，参加全部科目考试的人员须在连续4个考试年度内通过全部科目的考试。

符合执业药师职业资格考试报考条件的人员按照当地人事考试机构规定的程序和要求完成报名。参加考试的人员凭准考证和有效身份证件在指定的日期、时间和地点参加考试。中央和国务院各部门及所属单位、中央管理企业的人员，按属地原则报名参加考试。考点原则上设在地级以上城市的大、中专院校或者高考定点学校。

坚持考试与培训分开的原则。凡参与考试工作（包括命题、审题与组织管理等）的人员，不得参加考试，也不得参加或者举办与考试内容相关的培训工作。应考人员参加培训坚持自愿原则。考试实施机构及其工作人员应当严格执行国家人事考试工作人员纪律规定和考试工作的各项规章制度，遵守考试工作纪律，切实做好试卷命制、印刷、发送和保管等各环节的安全保密工作，严防泄密。对违反考试工作纪律和有关规定的人员，按照国家专业技术人员资格考试违纪违规行为处理规定进行处理。

3. 执业药师资格证书的颁发

执业药师职业资格考试合格者，由各省、自治区、直辖市人力资源和社会保障部门颁发执业药师职业资格证书。该证书由人力资源和社会保障部统一印制，国家药监局与人力资源和社会保障部用印，在全国范围内有效。

课堂活动

取得执业药师资格证书需要哪些条件？

4. 注册要求

执业药师实行注册制度。国家药监局负责执业药师注册的政策制定和组织实施，指导全国执业药师注册管理工作。各省、自治区、直辖市药品监督管理部门负责本行政区域内的执业药师注册管理工作。

取得执业药师职业资格证书者，应当通过全国执业药师注册管理信息系统向所在地注册管理机构申请注册。经注册后，方可从事相应的执业活动。未经注册者，不得以执业药师身份执业。

申请注册者，必须同时具备下列条件：

（1）取得执业药师职业资格证书；

（2）遵纪守法，遵守执业药师职业道德，无不良信息记录；

（3）身体健康，能坚持在执业药师岗位工作；

（4）所在单位考核同意。

经批准注册者，由执业药师注册管理机构核发国家药监局统一样式的执业药师注册证。执业药师变更执业单位、执业范围等应当及时办理变更注册手续。执业药师注册有效期为5年。需要延续的，应当在有效期届满30日前，向所在地注册管理机构提出延续注册申请。

（三）执业药师职责

执业药师是负责提供药物知识及药事服务的专业人员。其职责如下：

（1）执业药师应当遵守执业标准和业务规范，以保障和促进公众用药安全有效为基本准则。

（2）执业药师必须严格遵守《中华人民共和国药品管理法》及国家有关药品研制、生产、经营、使用的各项法规及政策。执业药师对违反《中华人民共和国药品管理法》及有关法规、规章的行为或决定，有责任提出劝告、制止、拒绝执行，并向当地负责药品监督管理的部门报告。

（3）执业药师在执业范围内负责对药品质量的监督和管理，参与制定和实施药品全面质量管理制度，参与单位对内部违反规定行为的处理工作。

（4）执业药师负责处方的审核及调配，提供用药咨询与信息，指导合理用药，开展治疗药物监测及药品疗效评价等临床药学工作。

（5）药品零售企业应当在醒目位置公示执业药师注册证，并对在岗执业的执业药师挂牌明示。执业药师不在岗时，应当以醒目方式公示，并停止销售处方药和甲类非处方药。

（6）执业药师执业时应当按照有关规定佩戴工作牌。

（7）执业药师应当按照国家专业技术人员继续教育的有关规定接受继续教育，更新专业知识，提高业务水平。国家鼓励执业药师参加实训培养。

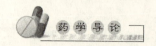

二、药品行业专业技术人员水平评价类职业资格

在国家职业资格目录清单中,药品行业专业技术人员水平评价类职业资格是全国卫生系列药学专业技术资格,俗称"职称"。

(一)全国卫生系列药学专业技术资格(职称)概述

全国卫生系列药学(中药学)专业技术资格(职称)从高到低依次为主任药师、副主任药师、主管药师、药师、药士。

1. 主任药师

主任药师为高级技术职务,其任职基本条件为:(1)精通本专业基础理论和专业知识,掌握本专业国内外发展趋势,能根据国家需要和专业发展确定本专业工作和科学研究方向;(2)工作成绩突出,具有丰富的技术工作经验,能解决复杂疑难的重大技术问题,或出版、发表了具有较高水平的科学专著或论文、经验总结,能熟练阅读一种外文专业书刊;(3)作为本专业的学术、技术带头人,善于指导和组织本专业的全面业务技术工作,具有培养专门人才的能力;(4)从事副主任药师工作5年以上。

2. 副主任药师

副主任药师为高级技术职务,其任职基本条件为:(1)具有本专业较系统的基础理论和专业知识,了解本专业国内外现状和发展趋势,能吸取最新科研成就并应用于实际工作;(2)工作成绩突出,具有较丰富的技术工作经验,能解决本专业复杂疑难问题,或发表了具有较高水平的科学论文或经验总结,能顺利阅读一种外文专业书刊;(3)具有指导和组织本专业技术工作和科学研究的能力,具有指导和培养下一级技术人员工作和学习的能力;(4)具有大学本科以上(含大学本科)学历,从事主治主管药师工作5年以上;取得博士学位,从事主管药师工作2年以上。

3. 主管药师

主管药师属于中级技术职务,其任职基本条件为:(1)熟悉本专业基础理论,具有较系统的本专业知识,掌握国内本专业先进技术并能在实际工作中应用;(2)具有较丰富的临床或技术工作经验,能熟练地掌握本专业技术操作,处理较复杂的专业技术,能对下一级卫生技术人员进行业务指导;(3)在技术工作中取得较好的成绩,或发表了具有一定水平的科学论文或经验总结,能比较顺利地阅读一种外文的专业书刊;

(4)大学毕业或取得学士学位,从事药师工作 4 年以上;研究生班结业或取得第二学士学位,从事药师工作 3 年左右;取得硕士学位,从事药师工作 2 年左右;取得博士学位者。

4. 药师

药师属于初级技术职务,其任职基本条件为:(1)熟悉本专业基础理论,具有一定的技术操作能力;(2)能独立处理常用专业技术问题;(3)借助工具书,能阅读一种外文专业书刊;(4)中专毕业,从事药士工作 5 年以上,经考核证明能胜任药师职务;大学专科毕业,见习 1 年期满后,从事专业技术工作 2 年以上;大学本科毕业,见习 1 年期满;研究生班结业或取得硕士学位者。

5. 药士

药士属于初级技术职务,其任职基本条件为:(1)了解本专业基础理论,具有一定的技术操作能力;(2)在上级卫生技术人员指导下,能胜任本专业一般技术工作;(3)中专毕业见习 1 年期满。

(二)全国卫生系列药学专业技术资格考试概述

1. 主考部门

为适应我国人事制度的改革,由人力资源和社会保障部、国家卫生健康委员会共同组织实施了卫生专业技术资格考试的政策制定、组织协调等工作。国家卫健委负责拟订考试大纲和命题,组建国家级题库,组织实施考试工作,管理考试用书,规划考前培训,研究考试办法,拟订合格标准等工作。人社部负责审定考试大纲和试题,会同国家卫健委对考试工作进行指导、监督、检查,并确定合格标准。初、中级卫生专业技术资格考试实行全国统一组织、统一考试时间、统一考试大纲、统一考试命题、统一合格标准的考试制度,原则上每年进行一次,一般在 5 月中旬举行。高级资格的取得均实行考评结合方式。

2. 报名条件

参加卫生专业技术资格考试的人员,应具备下列基本条件:

(1)遵守中华人民共和国的宪法和法律。

(2)具备良好的医德医风和敬业精神。

参加药学、护理、技术专业初级资格考试的人员,除具备以上基本条件外,还必须具备相应专业中专以上学历。参加预防医学、全科医学、药学、护理、技术专业中级资格考试的人员,除具备上述所规定的条件外,还必须具备下列条件之一：

（1）取得相应专业中专学历，受聘担任医（药、护、技）师职务满7年。

（2）取得相应专业大专学历，从事医（药、护、技）师工作满6年。

（3）取得相应专业本科学历，从事医（药、护、技）师工作满4年。

（4）取得相应专业硕士学位，从事医（药、护、技）师工作满2年。

（5）取得相应专业博士学位。

3. 考试要求

符合条件的人员本人提出申请，经所在单位审核同意后，按规定携带有关证明材料到当地考试机构报名，经考试管理机构审核合格后，领取准考证，凭准考证在指定的时间、地点参加考试。

卫生专业技术资格考试相应专业各科目成绩实行两年为一个周期的滚动管理办法，在连续两个考试年度内通过同一专业4个科目的考试，可取得该专业资格证书。通过卫生专业技术资格考试并合格者，由各省、自治区、直辖市人事（职改）部门颁发人社部统一印制，人社部、国家卫健委用印的专业技术资格证书。该证书在全国范围内有效。

（赵卫杰）

第四章

药学类专业教育

第一节 药学教育体系

药学教育体系是指互相联系的各种药学教育机构的整体或药学教育大系统中的各种教育要素的有序组合。从大教育观的视角看，药学教育体系包括药学人才预测体系、药学教育结构体系、药学教育管理体系、药学师资培训体系、药学课程教材体系、药学教育科研体系、药学教育经费筹措体系等。

我国的药学教育结构体系包括药学类中等职业教育、高等职业教育（高等专科教育）、本科教育、硕士教育和博士教育等。对不同层次的药学类教育，由国家设置专业目录，实行统一专业设置、专业调整的管理，并制定指导性专业教学标准，实施专业申报与审批制度，以5年为一个周期，通过对人才培养工作评估的方式，国家教育行政管理部门实施对专业建设的监督和管理。本节对我国药学类教育结构体系（本科及以下）按层次和专业设置不同进行简要介绍。

一、药学类中职教育

国家教育行政管理部门以符合中等职业教育层次，形成科学合理的专业布局，有利于学生就业和职业生涯发展为原则，按国家职业分类和职业标准，设置了医药卫生类专业，其中药学类专业设置见表4-1。

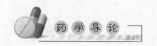

表4-1 中职药学类专业目录

专业类	专业名称	专业方向	对应职业（工种）	职业资格证书举例	基本学制	继续学习专业举例
医药卫生类	药剂	药品营销、临床调剂、药品物流	西药药剂员、医药商品购销员、医药商品储运员、药房发药员、药物检验员	药物制剂工	3年	高职：药学、药物制剂技术、医品经营与管理、保健品开发与管理 本科：药学、药物制剂
	中药	中药调剂、中药购销、中药材种植	中药调剂员、中药购销员、中药检验员、中药材种植员、中药材养殖员、中药材生产管理员、医药商品储运员	中药炮制工	3年	高职：中药学、中药制剂技术、药物制剂技术 本科：中药学、中草药栽培与鉴定、中药资源与开发
	制药技术	药物制剂、药物调剂、化学制药	药物制剂工、化学合成制药工、生化药品制造工、发酵工程制药工、医药商品储运员	药物制剂工	3年	高职：药物制剂技术、中药制剂技术、生化制药技术 本科：制药工程、药物制剂
	中药制剂	中药制剂、中药保健品开发与生产	中药炮制与配制工、中药液体制剂工、中药固体制剂工、中药检验工、中药种植员、中药材生产管理员、医药商品储运员	中药炮制工	3年	高职：中药制剂技术、药物制剂技术 本科：制药工程
	生物技术制药	生物制药技术、发酵工程技术	生化药品制造工、发酵工程制药工、疫苗制品工、血液制品工、基因工程产品工、药物制剂工	药物制剂工	3年	高职：生物制药技术、生化制药技术、微生物技术与应用 本科：制药工程、生物工程

中职药学类专业招收初中毕业学生，学制3年。多以"2+1"模式实施在校学习和顶岗实习。

我国职业教育体经多年的建设，构建了较为完善的中高职衔接、贯通的"立校桥"，各类专业中职毕业生可选择就业或升入高职相应专业继续学习。在药学类专业的中、高职衔接与贯通的教育实践中，各省、自治区、直辖市教育行政管理部门根据各地域需求情况，可为学生提供"2+3"（中职2年+高职3年）、"3+2"（中职3年+高职2年）等中职与高职贯通学习模式，为中职与高职毕业生出口提供更多选择。

二、药学高职高专教育

（一）高职高专药学类专业设置

国家教育行政管理部门以就业市场为导向，以职业岗位群为主兼顾学科分类，设置与划分高职高专专业。高职高专药学相关专业分类简介见表4-2。

表4-2 高职高专药学相关专业分类简介

专业类	专业名称	专业方向举例	对应职业（工种）举例	职业资格证书举例	基本学制	接续本科专业举例
药品制造类	药品生产技术	化学药生产技术、生物药生产技术、药物制剂、中药生产技术、民族药生产技术	化学合成制药工、生化药品制造工、发酵工程制药工、药物制剂工、药物检验工、中药固体制剂工、中药液体制剂工	药物制剂工	3年	制药工程、药物制剂、药学
药品制造类	药品质量与安全	食品药品监督管理、药品质量检测	标准化、计量、质量和认证人员及药物检验工	药物检验工	3年	药学、药事管理、药物分析、药物化学
食品药品管理类	药品经营与管理	药品营销、药品物流、药品电子商务	医药商品购销员、中药购销员、医药商品储运员		3年	市场营销、工商管理、物流管理、电子商务
药学类	药学		药剂员、药房发药员、医药商品购销员	药学士	3年	药学、制药工程、药物制剂、中药学
药学类	中药学		中药调剂员、中药购销员、中药检验员、中药材种植员、中药固体制剂工、中药材生产管理员、中药炮制与配制	中药士	3	中药学、制药工程、药物制剂、中草药栽培与鉴定、中药资源与开发

(二)高职高专药学类专业培养目标

2015年高职高专专业目录调整后,药学相关专业细分为药学类、药品制造类、食品药品管理类,每一类按其面向的行业、职业岗位群划分为若干个专业,并再细分为若干个专业方向,每个专业方向对接某几个职业岗位或几个职业工种。按专业面向不同确立不同的培养目标。

1. 药学专业培养目标

本专业培养理想信念坚定,德、智、体、美、劳全面发展,具有一定的科学文化水平,良好的人文素养、职业道德和创新意识,精益求精的工匠精神,较强的就业能力和可持续发展的能力,掌握本专业知识和技术技能,面向卫生行业的药师、制药工程技术人员、医药商品购销员等职业群,能够从事药剂师、药品生产、质量检验和医药商品购销等工作的高素质技术技能人才。

2. 中药学专业培养目标

本专业培养理想信念坚定,德、智、体、美、劳全面发展,具有一定的科学文化水平,良好的人文素养、职业道德和创新意识,精益求精的工匠精神,较强的就业能力和可持续发展的能力,掌握本专业知识和技术技能,面向中药农业、医药制造业、批发业、零售业、仓储业、专业技术服务业等行业的药学技术人员、中药材种植员、采购人员、销售人员、中药制造人员、检验人员等职业群,能够从事中药材生产、中药鉴定、中药调剂、中药饮片生产、中药制剂生产、中药购销、中药养护、中药学服务、中药质量控制等工作的高素质技术技能人才。

3. 药物制剂技术专业培养目标

本专业培养理想信念坚定,德、智、体、美、劳全面发展,具有一定的科学文化水平,良好的人文素养、职业道德和创新意识,精益求精的工匠精神,较强的就业能力和可持续发展的能力,掌握本专业知识和技术技能,面向卫生行业的药师、制药工程技术人员、检验人员等职业群,能够从事药剂师、药品生产和质量检验等工作的高素质技术技能人才。

4. 药品经营与管理专业培养目标

本专业培养理想信念坚定,德、智、体、美、劳全面发展,具有一定的科学文化水平,良好的人文素养、职业道德和创新意识,精益求精的工匠精神,较强的就业能力和可持续发展的能力,掌握本专业知识和技术技能,面向医药生产、经营及管理等企事业单位的药师、医药商品购销员、电子商务师、仓储管理员等职业群，能够从事医药商品购销、储运、养护、质量控制、药店经营、医药电子商务平台运营管理等工作的高素质技术技能人才。

（三）高职高专药学类专业人才培养模式

教育部《关于全面提高高等职业教育教学质量的若干意见》（教高［2006］16号）明确提出，要积极推行与生产劳动和社会实践相结合的学习模式，把工学结合作为高等职业教育人才培养模式改革的重要切入点，带动专业调整与建设，引导课程设置、教学内容和教学方法改革。依据此文件，国内诸多院校的教师和学者对药学类专业人才培养模式进行了大量探索与实践，提出了许多药学类专业人才培养模式改革和创新的范式，但这些范式归根到底都属于"工学结合，校企合作"的人才培养模式。

"工学结合，校企合作"的人才培养模式的实质就是在行业专家指导、企业参与、学校推进的三方人才共育共管、资源共享的校企合作办学机制下，构建和推行以就业为导向、以能力为本位的药学类专业人才培养体系。

（四）高职高专药学类专业课程体系

根据医药行业、企业调研结果，按典型工作任务，对药学类专业职业岗位群的工作流程进行过程分析，找出与典型工作相关的行动领域，以此确定药学类专业的学习领域，并基于工作过程和岗位能力标准，设计学习情景，构建药学类专业基于工作过程和岗位能力标准的课程体系，实施"教学做"一体化教学，满足培养学生完成药学类专业各职业岗位任务的职业能力和职业素养要求。

知识链接

"教学做"一体

"教学做"一体是指理论与实践有机融合，教师教、学生学、动手做三环节有机融合，知识学习与能力素质训练有机融合，充分贯彻"职业活动导向，能力本位，学生主体，项目载体，任务驱动，企业要素"等职业教育教学改革理念的一种特色教学模式。

三、药学本科教育

近年来，随着药学领域对各类人才需求的增加，药学类本科专业趋于增加。目前设置的药学类专业包括药学、中药学、药物制剂、制药工程、海洋药学、药事管理、中草药资源与开发、生物制药技术、药品营销、临床药学等，另外还有许多专业方向。其中药学、中药学、药物制剂、制药工程及市场营销专业点设置较多，招生规模较大；临床药学专业也以各种形式在高校举办，专业点设置趋于增多。药学类专业设置细化的趋势很大程度上是市场规律使然，尤其是临床药学专业人才的培养，不仅是国内医药事业发展的需求，更是国际药学教育发展趋势之一。

知识拓展

全国高等药学院校概况

截至2011年年底，全国设置有药学类及相关专业的普通高等学校共634所。其中，本科院校359所（药学院校3所，医学院校50所，中医药院校23所，综合性院校116所，科技院校110所，师范院校33所，商业院校4所，邮电大学1所，计量学院1所，外事学院1所，经济学院1所，民族院校12所，部队医药院校4所），医药高等专科学校43所，独立设置的高等职业技术学院（含高专）232所。

〔摘自：彭司勋.中国药学年鉴（2012）.上海：第二军医大学出版社，2013.〕

四、药学本科成人教育简介

1. 成人高等教育类型与学习形式

成人高等教育属于国民教育五大系列之一，是我国高等教育的重要组成部分。经教育部审定核准举办成人高等学历教育的省市教育学院、管理干部学院、广播电视大学、职工大学等独立设置的成人大学和普通高校所属的成人（继续）教育学院，实行全国统一考试招生。招生类型分专科起点升本科（简称"专升本"）、高中起点升本科（简称"高起本"）和高中起点升专科（简称"高起专"）三种。

成人高等教育学习形式分为全日制脱产、业余（包括半脱产、夜大学）和函授三种。脱产学习年限一般为："专升本"两年，"高起本"四年，"高起专"两年；业余和函授学习年限一般为："专升本"两年半，"高起本"五年，"高起专"两年半。

2. 成人高考简介

成人高考的全称为"成人高等学校招生统一考试"，是为我国各类成人高等学校选拔合格学生进入更高层次学历教育的入学考试。成人高考由全国组织统一考试，不同学习层次的报考条件不同，"专升本"的报考条件是必须取得经教育部审定核准的国民教育系列高等学校、高等教育自学考试机构颁发的专科或专科以上毕业证书，方可报考。

成人高考一般在每年8月—9月经考生网上报名和现场确认两个程序报名。考试时间一般为每年的10月中旬。考试由国家统一命题，所考科目与报读专业相关，由国家教育行政管理部门规定。如报考药学专业"专升本"，属于专升本经济管理类，所考科目包括政治、英语、高等数学等。

3. 成人高等教育学籍与毕业

经成人高考被高等学校录取后，学生具有成人高等教育学籍。学生完成学业后可获国家承认学历、具有电子注册注明"成人高等教育"字样的毕业证书。

知识链接

广西卫生职业技术学院药学类专业毕业生"专升本"

广西卫生职业技术学院药学类专业毕业生"专升本"主要有两个途径：一是普通高等教育"专升本"，学习形式为普通全日制，仅限于少数药学类专业应届优秀毕业生。各省对"专升本"指标控制有所不同。目前广西教育行政管理部门规定：在应届专科（高职）毕业生中选拔5%的优秀毕业生推荐升入本科学习。二是成人教育"专升本"。

通过"专升本"获得本科毕业证书，对于药学专业学生具有积极意义，可以使毕业生提高就业竞争力，也为毕业生职业岗位迁移、职称晋升提供更多机会，还可能获得更高的薪酬待遇。

知识拓展
药学类专业成人高等教育学院介绍

  药学类专业成人高等教育学院大多由医药类本科院校设立，以下主要介绍几所在广西招生的药学类专业成人高等教育学院。

  沈阳药科大学成人高等教育学院建于1958年，承担了成人高等学历教育、自学考试、继续教育等工作。开办的高等学历教育层次有高中起点本科、专科起点本科、高中起点专科，办学形式有函授、业余。该校也是辽宁省自考委批准的药学专业（专科、专升本、第二学历）主考学校。学院还承担了执业（从业）药师的继续教育及各类培训工作。在全国17个省、市、自治区下设18个函授站，在籍学生7751人。60余年来，学院已培养出近万名毕业生。毕业生分布在全国各地医药战线，其中很多人已取得了执业药师资格证书，成为药学领域的骨干。学院主要招生专业有药学、中药学。

  中国药科大学为教育部直属院校，面向全国招生，1996年进入国家"211工程"重点建设的百所高校行列。中国药科大学成人高等教育学院按照教育部关于成人高等教育应为在职从业人员服务、以业余学习为主，为地方社会经济发展服务，为经济社会建设服务的办学宗旨，面向医药行业，面向全国，面向社会，面向市场，以在职职工和从业人员及社会青年为对象，进行学历教育和非学历教育。学院设有3个办学层次：专科、高中起点本科（"高起本"）、专科起点本科（"专升本"）。

  桂林医学院继续教育学院是桂林医学院的二级学院，依托学校雄厚的师资力量、丰富的教育教学资源，在不断地探索和发展中，已形成学历教育与非学历教育并举，多层次、多形式、多专业、多站点的办学体系。该院的成人高等学历教育始于1988年，在30多年的办学历程中，一直按照"五个统一"（统一教学计划、统一教学大纲、统一教材版本、统一考试标准、统一学籍管理）的原则进行教学和管理，以保障教学质量，实行规范化管理。目前开设有专科、"高起本"和"专升本"3个层次的临床医学、护理学、药学、医学检验、医学影像等多个专业。

（韦　超）

第二节 广西卫生职业技术学院药学类专业介绍

广西卫生职业技术学院药学系师资力量雄厚，教学设备、仪器完备。主要开设药学专业、中药学专业、药物制剂技术专业、药物经营与管理专业共4个高职专业，以及"2+3"高职药学专业、"2+3"中药专业、"3+2"药学专业、"3+2"中药专业、"3+2"药物制剂技术专业等。其中药学专业在2012年获中央财政支持高等职业学校提升专业服务产业发展能力专项资助，2013年药学实训中心被认定为自治区级示范性高等职业教育实训基地，2014年获职业教育特色专业建设专项资助，2015年获职业教育示范特色专业及实训基地建设项目，2016年获全国职业教育大健康类示范专业建设点。

该院药学系建系以来，各专业教学条件完善，专业特色鲜明，为全国医药系统输送了大量药学类高素质技术技能型人才，在医药行业享有较高评价，为推动医药事业的发展做出了突出贡献。

一、药学专业

（一）专业培养目标

本专业培养理想信念坚定，德、智、体、美、劳全面发展，具有一定的科学文化水平，良好的人文素养、职业道德和创新意识，精益求精的工匠精神，较强的就业能力和可持续发展的能力，掌握本专业知识和技术技能，面向卫生行业的药师、制药工程技术人员、医药商品购销等职业群，能够从事药品调剂、静脉药物配置、库房管理、用药指导、药品零售、制剂生产、药品质量检验与管理等工作的高素质技术技能人才。

2015年版《普通高等学校高等职业教育（专科）专业目录》根据细化专业面向的原则，提出药学专业、中药学专业培养"以医疗辅助服务人员岗位为主要对应职业类型"的指导性意见。但是，由于各院校药学类专业群设置情况不同，专业面向也有差别，因而各院校药学专业、中药学专业培养目标往往按行业需求进行调整，以便更好地服务于区域经济发展和满足毕业生就业的需要。

（二）就业岗位

本专业毕业生主要就业于药品经营企业、医疗机构及药品生产企业。

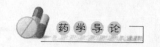

初始就业岗位群主要为药品调剂岗位、药品销售岗位、药品仓储岗位、药品养护岗位、制剂生产岗位及质量检验岗位,从事药品调剂、药品及医疗器械销售、药库管理、静脉药物配制、制剂生产及质量检验等工作。相近职业岗位有仓储与物料配送岗位。发展岗位群是:在各级医疗机构、社会药房从事用药指导工作,如用药咨询、临床用药指导;在药品经营企业从事管理工作,如班长、店长(毕业1~3年)、区域经理(毕业3~5年)、部门主管(毕业5~8年)。

学生在校可参加职业资格考试,毕业后可参加卫生职业资格考试、执业药师考试等。具体就业范围、就业岗位、职(执)业资格见表4-3。

表4-3 药学专业就业岗位与资格/等级证书

序号	面向的职业岗位	技能证书/职业资格证书	备注
1	药剂师	执业药师/健康管理师	
2	药品生产、质量检验	药物制剂工(四级)	
3	医药商品购销	执业药师/健康管理师/专项能力	

(三)"专业技术平台+职业技术方向"课程体系

根据立足广西、辐射周边、服务区域经济的专业发展定位,通过对医药行业职业岗位的工作项目、工作任务和工作过程的分解、筛选、归纳和排序,嵌入药品行业的职业资格标准,将行动领域向学习领域转化,以药学专业学生必须具备的基本知识、能力和素质构建专业技术平台课程。在此基础上,根据本专业毕业生主要面向药品调剂、药品销售、药品保管与养护、用药咨询与指导等药学服务职业岗位群,以细化人才培养规格、突出就业能力培养、体现人才培养特色与优势为目标,建立与就业岗位相匹配的职业技术方向课程,即构成"专业技术平台+职业技术方向"的课程体系(图4-1)。

(四)专业核心课程

药学专业"专业技术平台+职业技术方向"课程体系包括素质基础模块、专业技术平台模块、职业技术方向模块、拓展能力模块和顶岗实习,每个模块均有其明确的目标任务,并由若干课程组成。其中素质基础模块课程应与高中课程衔接,主要培养学生初步解决实际问题的能力和社会能力,为专业技术平台模块课程和职业技术方向模块课程的学习奠定基础。专业技术平台模块课程主要围绕职业技术方向模块的要求来安排理论与实践教学内容,同时兼顾学生职业资格和职称考试的需求。职业技术方向模块的教学内容则是以体现完成药学相关职业技术方向岗位群工作任务的知识、技能、素质的综合应用为核心，突出与职业岗位工作任务相衔接的综合实训和顶岗实习，并把它们作为专业核心课程的重要内容。

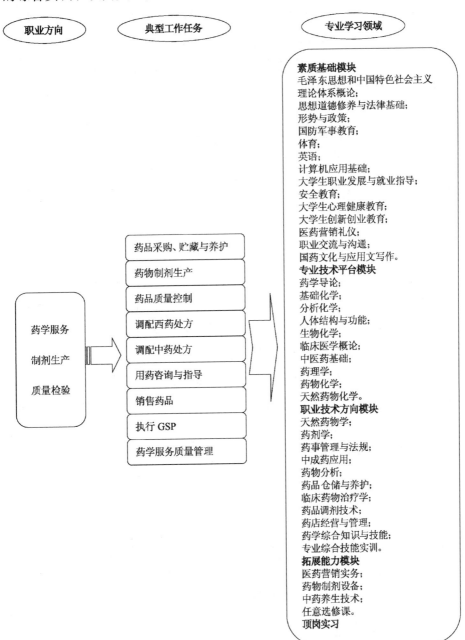

图 4-1　"专业技术平台＋职业技术方向"课程体系

药学专业以药学服务、制剂生产、质量检验对应的职业岗位群为就业目

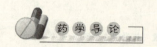

标,其专业核心课程包括药物分析、药剂学、临床药物治疗学、药品调剂技术等。每门专业核心课程都必须确立其课程定位和课程目标,现举例如下。

1. 药物分析

本课程是高职高专药学专业的核心课程。学生通过本课程的学习,具备药品检验工作所需的素质,掌握药物检验操作必备的基本知识,掌握药物鉴别、检查与含量测定的方法、原理及应用,熟悉常用的质量检验方法及各种分析仪器的应用,为今后从事药品检验相关工作打下扎实的基础。

2. 药剂学

本课程是高职高专药学专业的核心课程,是药学专业课程的一个重要组成部分。课程主要内容包括临床常用剂型的概念、特点、生产工艺流程、生产技术、质量控制,以及药物制剂稳定性、生物药剂学、药物动力学、药品调剂和药学服务等内容。学生通过本课程的学习,逐步掌握从事药品生产、经营、调剂及药品管理等工作所必需的药剂学基本理论、基本知识和基本技能,具备一定的制剂制备能力、产品质量控制能力,以及分析和解决制剂生产过程中常见质量问题的处理能力,具备处方调剂和药学服务的基本素质,为今后从事药物制剂的生产、质量管理、药品经营和药学服务等药学相关领域岗位工作提供理论与技能支撑。

3. 临床药物治疗学

本课程是高职高专药学专业药学服务职业方向核心课程之一。学生通过本课程基本理论、基本技能的学习和基本素质的培养,为从事药学服务相关领域工作提供理论与技能支撑。本课程教学内容主要包括药物治疗原则、治疗药物选择、药物合理应用、药物不良反应及防治、药物的相互作用等知识和相关基本技能。

4. 药品调剂技术

本课程是药学专业药学服务职业方向重要的专业核心课程之一。本课程旨在培养学生综合应用相关专业基础知识、专业知识,运用所掌握的专业技能,完成处方审查、西药处方调剂、中药处方调剂、用药指导及用药咨询等操作,使学生具有一定的药学服务能力。

二、中药学专业

(一)专业培养目标

本专业培养理想信念坚定,德、智、体、美、劳全面发展,具有一定的科学文化水平，良好的人文素养、职业道德和创新意识，精益求精的工匠精神，较强的就业能力和可持续发展的能力，掌握本专业知识和技术技能，面向中药农业、医药制造业、批发业、零售业、仓储业、专业技术服务业等行业的药学技术人员、中药材种植员、采购人员、销售人员、中药制造人员、检验人员等职业群，能够从事中药材生产、中药鉴定、中药调剂、中药饮片生产、中药制剂生产、中药购销、中药养护、中药学服务、中药质量控制等工作的高素质技术技能人才。

（二）就业岗位

中药学专业主要就业于中成药生产企业、中药材加工企业、中药经营企业、医疗机构药房等。初始就业岗位群主要为中成药生产岗位、中药饮片生产岗位、中药质量检验岗位、中药调剂岗位、中药销售岗位、药品仓储岗位、药品养护岗位，从事中成药生产、中药饮片生产、中药调剂、药品及医疗器械销售、药库管理、质量检验等工作。相近职业岗位有车间管理岗位、仓储与物料配送岗位、研发岗位等。发展岗位群是：在中成药和中药饮片生产企业从事管理或技术工作，如工艺员（毕业半年至1年）、工段长或班长（毕业1～3年）、车间主任（毕业3～5年）、部门主管（毕业5～8年）；在各级医疗机构、社会药房从事用药指导工作，如用药咨询、临床用药指导；在药品经营企业从事管理工作，如班长、店长（毕业1～3年）、区域经理（毕业3～5年）、部门主管（毕业5～8年）。

学生在校可参加职业资格考试，毕业后可参加卫生职业资格考试、执业药师考试等。具体就业范围、就业岗位、职（执）业资格见表4-4。

表4-4 中药学专业就业岗位与范围

序号	职业方向	就业范围	就业岗位	职（执）业资格种类	
				卫生职称	执业资格
1	中药生产	中药饮片生产企业、中成药生产企业	中药饮片	中药士	执业中药师
			中药制剂	中药士	执业中药师
			中药检验	中药士	执业中药师
2	药学服务	医院药房、社会药房	中药调剂、中药零售、用药指导、中药保管、中药养护	中药士	执业中药师

(三) 课程体系

根据立足广西、辐射周边、服务区域经济的专业发展定位，通过对医药行业职业岗位的工作项目、工作任务和工作过程的分解、筛选、归纳和排序，嵌入药品行业的职业资格标准，将行动领域向学习领域转化，以中药学专业学生必须具备的基本知识、能力和素质构建素质基础及专业基础课程。在此基础上，以细化人才培养规格、突出就业能力培养、体现人才培养特色与优势为目标，构建专业技术课程，构成"素质基础+专业技术（基础+专业）+顶岗实习+拓展能力"的课程体系（图4-2）。

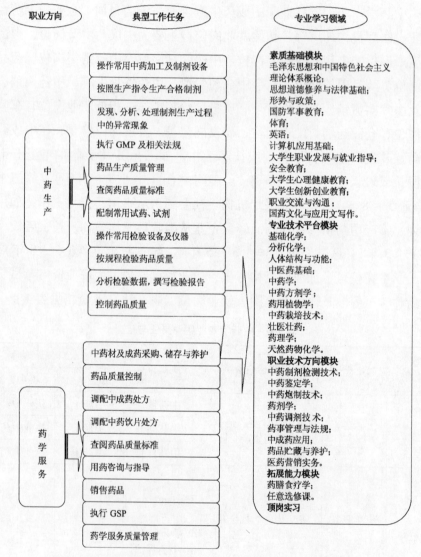

图4-2 "素质基础+专业技术（基础+专业）+顶岗实习+拓展能力"课程体系

（四）专业核心课程

中药学专业的主要核心课程包括药剂学、中药鉴定学、中药炮制技术、中药调剂技术、中药栽培技术。每门专业核心课程都必须确立其课程定位和课程目标，现举例如下。

1. 药剂学

本课程是高职高专中药学专业的核心课程之一。课程主要包括常用剂型的概念、特点、生产工艺流程、生产技术、质量控制，以及药物制剂稳定性、药品调剂和药学服务等内容。学生通过本课程的学习，逐步掌握从事药品生产、经营、调剂及药品管理等工作所必需的药剂学基本理论、基本知识和基本技能，具备一定的制剂制备能力、产品质量控制能力，以及分析和解决制剂生产过程中常见质量问题的处理能力，具备处方调剂和药学服务的基本素质，为今后从事药物制剂的生产、质量管理、药品经营和药学服务等药学相关领域岗位工作提供理论与技能支撑。

2. 中药鉴定学

本课程是中药学专业的核心课程之一。课程的主要内容包括常用中药的性状、显微、理化鉴别要点和方法。学生通过本课程的学习，掌握常用中药性状、显微和理化鉴定的要点，熟练进行中药性状、显微和理化鉴定。本课程内容的学习可为中药从业人员规范从事中药采购、中药处方调剂和中药质量检验等岗位工作提供能力支撑。

3. 中药炮制技术

本课程是中药学专业的核心课程之一。课程的主要内容包括中药炮制技术的基本概念和基本理论，常用中药的炮制目的、方法、作用。本课程的任务是在继承中医药理论的基础上，使学生掌握中药炮制的基本知识和中药炮制的基本操作技能，熟悉常见中药饮片质量标准，了解药物炮制后的作用机制，为从事相关专业的岗位工作奠定良好的基础。

4. 中药调剂技术

本课程是中药学专业的核心课程之一。课程的主要内容包括中药饮片的领取与摆设、中药调剂、临方炮制、汤剂制备、中药储藏保管等。本课程的开设可为学生今后从事中药处方调配、汤剂制备、用药咨询与指导等药学服务相关领域岗位工作奠定基础。

5. 中药栽培技术

掌握中药资源的种类构成、各地常见的道地药材品种，掌握影响中药

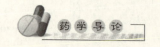

材质量的关键因素，熟悉中药资源的保护及可持续利用等方面的内容，熟悉寻找新的药用资源与开发利用的途径，了解我国中药区划基本状况及中药资源的调查与评价的方法，了解中药资源保护和管理的主要途径。

三、药物制剂技术专业

（一）专业培养目标

培养服务于区域经济和社会发展建设需要的德、智、体、美全面发展，具有良好职业道德和人文素养，具备药物制剂技术专业基本理论知识和较强实践技能，能够从事药品生产与管理、药品质量检验的高素质技术技能型药学专科人才。

本专业主要面向药品生产企业的药品生产部门和药品质量检验部门及医疗机构的制剂室和药检室等职业岗位（群），培养从事药物制剂生产与管理、药品质量检验与管理等相关工作的高素质技术技能型药学专科人才。

（二）就业岗位

本专业学生主要就业于药品生产企业、药品质量检验部门。初始就业岗位群主要为药物制剂生产岗位、药品质量检验岗位，从事制剂生产、质量检验、生产管理与质量控制等工作。相近职业岗位有车间管理岗位、仓储与物料配送岗位、研发岗位等。发展岗位群是：在药品生产企业从事管理或技术工作，如工艺员（毕业半年至1年）、工段长或班长（毕业1~3年）、车间主任（毕业3~5年）、部门主管（毕业5~8年）。

学生在校可参加职业资格考试，毕业后可参加卫生专业技术资格、执业药师等考试。具体就业范围、就业岗位、职（执）业资格见表4-5。

表4-5 药物制剂技术专业就业岗位与范围

职业方向	就业范围	就业岗位	职（执）业资格种类		
			职业资格	卫生职称	执业资格
药物制剂、检验	药品生产企业、医疗机构	药物制剂	药物制剂工（四级、三级）	药剂士	执业药师
		执业药师			

（三）课程体系

根据立足广西、辐射周边、服务区域经济的专业发展定位，通过对医药行业职业岗位群的工作项目、工作任务和工作过程的分解、筛选、归纳和排序，嵌入药品行业的职业资格标准，将行动领域向学习领域转化，以药物制剂技术专业学生必须具备的基本知识、能力和素质构建素质基础课程和专业技术基础课程，以突出就业能力培养、体现人才培养特色与优势为目标，建立与就业岗位相匹配的专业核心课程。药物制剂技术专业的课程体系如图 4-3 所示。

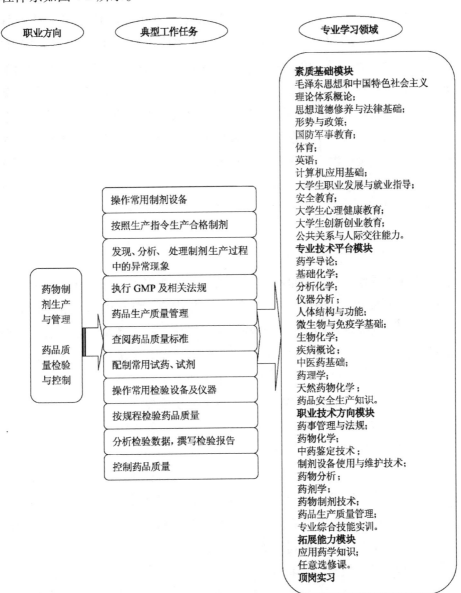

图 4-3 药物制剂技术专业课程体系

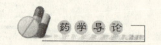

(四)专业核心课程

药物制剂技术专业的主要核心课程包括药物分析、药剂学、制剂设备使用与维护技术、药物制剂技术、药品生产质量管理等。每门专业核心课程都必须确立其课程定位和课程目标,现举例如下。

1. 药物分析

药物分析课程是药物制剂技术专业的职业技能课程(专业核心课程),是一门以学习药品检验原理与方法为主要内容的课程,其内容与国家药品检验职业资格标准接轨。开设本课程的目标是让学生掌握常用药物鉴别、杂质检查及含量测定、生物检测方法与原理,学会综合运用所学知识对常用药物进行质量控制,使学生树立比较完整的药品质量观念。学生通过本课程的学习,掌握从事药品检验所必备的基本知识和基本技能,能够依据药品质量标准,规范地进行检验,从而完成检验任务,并能用所学理论知识解释药品检验中产生的现象。本课程重点培养学生分析与解决药物质量问题的能力,同时培养学生具备良好的职业道德意识、严谨的工作作风和务实的工作态度。

2. 药剂学

药剂学课程是药物制剂技术专业的职业技能课程。其目标是让学生熟悉药物制剂的生产、质量管理等岗位的工作内容,掌握液体制剂、灭菌制剂和固体制剂等常用药物制剂制备的基本操作方法,质量控制要点,典型品种的制备工艺及原理,剂型的定义、特点、质量要求和应用,熟悉各种剂型生产常用辅料的性质、特点与应用,使学生具有一定的制剂生产理论指导能力,具备分析和解决制剂生产技术、质量控制相关问题的能力。学习本课程可培养学生学习药物制剂的基本理论、处方设计、制备工艺、质量控制和合理使用等职业技能知识,锻炼学生解决与药品生产、质量和管理相关的综合能力,养成良好的药品质量意识和安全意识,形成具有团队协作精神、善于发现、勤于思考的良好习惯,具备爱岗敬业的职业素养,为学生今后从事药品生产、质量管理等相关领域岗位工作所必备的职业能力培养和职业素质养成起到重要的支撑作用。

3. 制剂设备使用与维护技术

制剂设备使用与维护技术课程是药物制剂技术专业的职业技术核心课程。其目的是让学生掌握常用制剂设备的使用、维护、保养及常见故障排除方法方面的知识,熟悉常用制剂设备的结构、工作原理、国家标准和规范对制药设备管理的要求等相关知识，了解制药厂房、车间、通用设施的设计基本要求和用途，使学生具有正确使用、维护、保养制剂设备的职业能力，具备对生产过程中出现的一般问题进行分析、处理的能力。学习本课程对培养学生学习药物制剂设备使用、维护保养方面的知识，锻炼药物制剂设备使用、维护与管理能力，养成认真仔细、科学严谨、团结协作职业素质起重要的支撑作用。

4. 药物制剂技术

本课程是药物制剂技术专业的核心课程之一。其目的是以药物化学、天然药物化学、药物制剂设备使用与维护、药剂学等课程为基础，让学生将药物制剂的基本理论、药物处方设计的基本要求、制剂生产工艺条件、药物制剂质量控制方法等知识应用到药物制剂生产过程中，掌握药物制剂生产技术和工艺环节的质量控制及常用制剂设备的规范操作与维护，具备从事常见药物制剂生产岗位操作的职业能力，达到药物制剂专业、药学专业应获得职业资格证书中相应模块考核的基本要求，为从事药物制剂生产岗位（群）工作打下扎实基础。

5. 药品生产质量管理

通过本课程的教学，学生应能认识 GMP 管理规范的要求，会执行物料接受、物料储存和物料发放的管理，会执行生产前的准备、生产过程和生产结束各环节的管理规范，知晓药品质量检验过程中的管理要求和实施方法。

四、药品经营与管理

（一）专业培养目标

本专业培养理想信念坚定，德、智、体、美、劳全面发展，具有一定的科学文化水平，良好的人文素养、职业道德和创新意识，精益求精的工匠精神，较强的就业能力和可持续发展的能力，掌握本专业知识和技术技能，面向医药生产、经营及管理等企事业单位的药师、医药商品购销员、电子商务师、仓储管理员等职业群，能够从事医药商品购销、储运、养护、质量控制、药店经营、医药电子商务平台运营管理等工作的高素质技术技能人才。

（二）就业岗位

本专业毕业生主要就业于药品批发企业、药品零售企业、药品生产企业和其他相关行业。初始就业岗位群主要为市场销售、客户服务，从事医药市场销售、市场开发和维护、客户管理等工作。相近职业岗位有药品仓储岗位、药品养护岗位、药品配送岗位等。发展岗位群是市场销售管理、运营管理、营销策划、商务渠道管理等。在药品经营企业从事管理工作，如班长、店长（毕业1~3年）、区域经理（毕业3~5年）、部门主管（毕业5~8年）。

学生毕业后可参加卫生职业资格考试。具体就业范围、就业岗位、职（执）业资格见表4-6。

表4-6　药品经营与管理专业就业岗位与范围

序号	职业方向	就业范围	就业岗位	职（执）业资格种类	卫生职称
1	药学服务与管理	药品批发企业、药品生产企业、药品零售企业	市场销售、客户服务、医药物流、电子商务、药品保管、药品养护	药剂士	主管药师

（三）课程体系

紧紧围绕专业人才培养目标，以立德树人为根本，以服务发展为宗旨，以促进就业为导向，以培养学生的职业能力为核心，以职业资格标准和市场需求为依据，实行院校合作、工学结合理念为指导，突出对学生职业能力的训练，着眼于人的可持续发展，形成"突出职业，加强人文，体现岗位，强化实践，提高能力"的课程体系。药品经营与管理专业课程体系如图4-4所示。

（四）专业核心课程

药品经营与管理专业的主要核心课程包括药事管理与法规、医药营销实务、药店经营与管理、电子商务与网络营销等。每门专业核心课程都必须确立其课程定位和课程目标，现举例如下。

1. 药事管理与法规

学生通过本课程的学习，了解现代药学实践中管理活动的基本内容、方法和原理，熟悉我国药事体制及组织机构，明确药品质量与管理的关系规律，掌握我国药品管理法规和药师职业道德与行为准则。

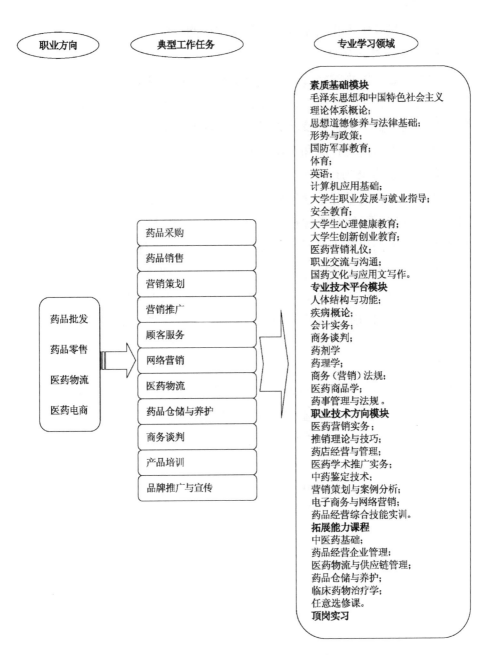

图 4-4 药品经营与管理专业课程体系

2. 医药营销实务

学生通过本课程的学习，了解现代医药市场营销学基本概念、基本原理和基本方法，熟悉企业营销流程，掌握企业营销的技巧，能灵活运用其基本理论和方法，解决未来职业岗位中遇到的企业营销的实际问题，具有

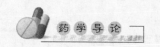

从事医药市场营销工作的基本素质和基本技能。

3. 药店经营与管理

学生通过本课程的学习，了解申报药店、设计药店营业场所，熟悉商圈调查与分析技术、药店选址的方法、药店售后服务，掌握陈列药品、销售药品、药品盘点和补货及药店促销管理等药店工作的基本内容，获得药店工作所必需的岗位技能和职业能力。

4. 电子商务与网络营销

通过本课程的学习，学生能从电子商务技术、市场营销和信息管理等多学科的角度，了解和掌握在电子商务环境下开展网络营销的基本理论和核心内容。本课程致力于使学生对网络营销的理论体系有一个系统的了解，掌握在电子商务环境下开展营销活动的原理和特点、环境和方法、工具和手段、目标和实施控制等相关知识和技能。学生通过本课程的学习，学会借助互联网制定相应的网络营销策略，进行正确的销售管理。

课堂活动

1. 分析药学专业、中药学专业、药物制剂技术专业、药品经营与管理专业所面向的职业岗位群有何异同。
2. 比较药学专业、中药学专业、药物制剂技术专业、药品经营与管理专业所设课程有哪些差别。
3. 说一说你对所学专业的认识和理解。

（韦　超）

第五章 学业与职业生涯规划

第一节 学业规划

大学生处在青年期，是体力和智力发展的黄金时期，也是人生最宝贵、最重要的时期之一。大学生要学会学习，必须全面了解自身的身心发展特征，并采取与身心特征相适应的、有效的学习方法，使自己在学习上的各种优势得到充分发挥。

一、大学生生理、心理特点

（一）大学生生理发展特点

大学生生理发展涉及运动、循环、神经等各个系统。运动系统发展表现为：在适度的体育锻炼、适当的营养条件和良好的生活习惯下，身高和体重仍在缓慢增长，体力也相应增强；男生在24岁左右、女生在21岁左右骨化过程基本趋于稳定。循环系统、呼吸系统已发育成熟，心率逐步趋于稳定，血压逐渐升高接近成人指标。生殖系统已进入发育成熟的后期，性的萌发成熟对身心健康产生影响。神经系统已发育成熟，大脑的学习功能日趋增强。大学生的生理发展为进行学习奠定了生理和物质基础，表现为学习的耐受力、推理力、想象力、调节力更强，特别是充沛的精力为大学生艰苦的学习提供了有利条件。

（二）大学生心理发展特点

1. 思维客观化

大学学习与科学理论、科学研究方法和科学发展历程密切结合，使得大学生的思维更加接近理性思考。孤立、静止、抽象地感知和反映客观事物的形式逻辑思维逐渐被辩证逻辑思维所取代，表现出能够较好地应用对立统一的观点和全面的、发展的观点去观察、分析和解决各种学习、生活和社会中的问题。

2. 自我意识形成并稳定

大学生除了关心学习外，还会主动把自己和别人进行比较来认识自己，评价自己，发现自己，还会自觉地用优秀人物的品质来要求自己，努力将社会期望内化为个性品质。大学生也能对自我进行较正确的评价，但受认识水平的制约，可能会出现"高估自我"或"低估自我"。同时，大学生还能够对自己内心的情感体验、理想、思想、身体和外表等进行深入的分析，重视自己的智能、品质、气质、社交能力、学习和运动成绩。

大学生具有紧张、自信、热情、憧憬、急躁、舒畅、愁闷等丰富的自我情感体验，比较关心自己在别人心目中的形象和地位，在乎别人对自己的意见和看法。他们常常把自尊感放在其他情感之上，且对表扬或批评特别敏感，反应特别强烈。

3. 人际交往愿望强烈

大学生有广泛的兴趣、丰富的情感、充沛的精力和活跃的思想，他们会对社会上的各种现象产生兴趣，随着与社会接触的增多，大学生的交际愿望越来越迫切。他们希望与更多的同学交朋友，愿意走出校园与社会接触，结识各层面的人。在与他人交往过程中，大学生往往十分重视自己的意见和主张，常常以自我为中心，喜欢表现自己，敢于发表自己的见解，希望能够引起交往对象的注意，这一点在男生中表现得更为突出。

（三）大学生学习心理

大学生求知欲强，学习目标逐渐确立，学习方法逐渐形成，学习兴趣逐渐培养而成。但大学生学习心理发展不平衡，有些同学一进校门就确立了自己在大学阶段的学习奋斗目标，一些同学到大学二三年级才幡然醒悟。有些同学以考试为学习的唯一目的，不注重其他能力和素质的培养，出现高分低能现象。一些同学以为考进大学就万事大吉，不求进取，"60分万岁"。一些同学百无聊赖，放任自己，沉溺于网络中，荒废学业。只有正确的学习动机才能激发学生的学习动力，从而促进大学生的成长。

二、大学生学习特点

大学学习与中学学习最大的不同之处是：前者强调自主性学习，而后者是被动性学习。高等教育的性质决定了大学学习具有更加鲜明的特点。了解大学学习的特点，可以方便大学生更好地制定学习策略，采取正确、有效的学习方法。大学学习的特点主要有以下五点。

（一）学习的全面性

《中华人民共和国高等教育法》指出，高等教育的任务是培养具有创新精神和实践能力的高级专门人才，发展科学技术文化，促进社会主义现代化建设。因此，大学生必须学习自然科学、社会科学、信息科学知识和与专业相关的理论和技能，掌握终身学习、创新学习的方法和技巧，学会发展，学会合作，学会沟通，等等。

（二）学习的自主性

中学学习受到学校、教师及家长的监督，属于被动学习。而高等教育的规律及大学灵活的管理制度决定了大学学习的自主性。大学生离开父母踏上求学之路后，大学老师不会过多地监督自己的具体学习，只是在某些方面给予指导。因此，在学习时间的安排、学习内容的选择、学习策略的制定、学习方法的应用等方面全靠大学生自己决定。

（三）学习的专业性

高等教育的任务是培养具有创新精神和实践能力的高级专门人才。因此，大学学习的主要策略是，围绕专业和专业相关知识、能力、素质的要求组织学习内容，有目的地选择学习对象，有重点地投入学习精力，不能主次颠倒和盲目学习。

（四）学习的实践性

大学课程特点和学习的专业性等因素决定了大学学习具有十分明显的实践性。实践性具体表现为：实践性教学环节占有较大比重，学习理论知识是为实践服务，知识必须转化为能力并内化成素质，实践的目的是掌握技能和培养职业素质。

（五）学习的探究性

高等教育的任务是培养具有创新精神和实践能力的高级专门人才。因此，高等教育教学比较强调对学生创新意识、创新思维、创新能力的培养和训练，教师在教学中会有目的地启发和激励学生积极思考，并在实践性

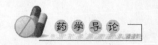

教学环节有意识地增加科研设计内容。

三、大学学习方法

（一）课前主动预习

课前主要预习下一次课将要学习的内容，预习资料主要为教材、相关参考书籍、网络教学资源库。预习的方法为泛读、上网检索及收集相关资料，预习后做一些习题。通过预习，知晓将要学习的内容、重点和难点，为课堂听课和咨询老师做好充分准备。课前预习有助于培养和提高学生的自学能力、分析问题能力，是提高课堂学习效果的重要环节。

（二）课堂上认真听课，积极思考

在课堂上，要认真听课，将教学重点、难点内容记录下来，在老师的启发下积极思考，活跃思维。在讨论环节，跟小组同学积极分析、讨论、交流，踊跃发言，多向老师提问。对课堂上不能理解的知识，下课后要及时向老师咨询。课堂学习可以培养科学思维和学习方法，可以理解概念、原理等。

（三）课后要及时复习

课后复习是加深理解所学知识的根本环节。课后除了复习上课重点和难点、巩固所学知识外，还应该上网查阅相关文献资料，根据自己的思维方式将学习的内容重新进行归纳、整理，从而抓住知识的要点，为理解和记忆知识做好准备。同时，要注意将所掌握的知识与以前所学的知识联系起来，使自己的知识逐渐系统化。

（四）实验课的学习方法

实验课学习在药学类专业学生的学习中占据相当重要的地位。首先，课前要预习实验讲义，了解实验内容、方法，复习与实验课相关的理论知识和基本实验技能。其次，在实验课学习过程中，要认真听老师的讲解，仔细观察老师的示范操作，在自己动手实验时应严格按照实验步骤进行实验，要仔细、认真、细心观察，及时做好实验记录。最后，待实验结束时按要求拆除实验装置，并将所用实验物品回归原处，做好实验台面及实验室的清洁卫生。

四、大学学习规划

进入崭新的大学生活，大学生应培养自主独立精神，确立新目标，对

每学期、每学年的知识学习、实训实习、素质拓展制订相应的计划,并具体实施。让人生理想在大学校园里起航,事业发展在这里起步。大学学习规划至少包括以下内容。

(一) 学业计划

学习是大学生的天职,也是大学生活的中心内容,更是获得职业能力的主要渠道。大学生应在个人职业生涯规划(见本章第二节)的指导下认真制订与职业需求密切相关的学业计划。学业计划一方面包括科技知识、专业理论知识、人文社科知识、专业技能训练等方面的学习计划;另一方面还应进行拓展性学习,如学习网页设计、演讲与口才、文艺表演,参加校园讲座和校园社团组织活动等。此外,目前高职高专院校推行双证书制度,不少专业都有自己相对应的各类初级、中级、高级职业资格证书的培训和认证考试,大学生应有计划地去获取多种资格证书。

(二) 实践锻炼计划

一是制订身体锻炼计划,如打篮球、踢足球、跑步、练健美操、打羽毛球、打乒乓球等;二是积极参加职业技能大赛、知识竞赛、征文比赛、文艺晚会、运动会、校园讲座及社团工作等丰富多彩的实践锻炼活动;三是积极参加志愿者活动、学雷锋活动、社会实践调查、顶岗实习等校外社会实践活动。参加实践锻炼活动可以帮助大学生了解社会,提高认识,丰富经历,提高技能,从而提高就业竞争力。

(三) 思想品德修养计划

思想品德修养包括政治、思想、道德、心理素质等多方面内容。思想品德修养是大学生职业素养的内化过程。具体内容可参阅思想道德修养与法律基础课程。

(黄欣碧)

第二节 职业生涯规划

职业生涯是指一个人从接受职业教育培训开始到择业、就职,最后退出职业领域的过程。职业生涯规划是指把个人发展与外部环境结合起来,对影响个人职业生涯的因素进行综合分析,制订个人一生在事业发展上的战略设想与计划安排,并付诸实施。美国大学非常重视职业生涯规划教育,大学生都应主动进行职业生涯规划,确立自己的职业目标,有计划地去获得谋生技能,有条理地规划和实施个人的职业生涯。

一、职业生涯规划的重要性

职业生涯规划是对自己未来职业角色的规划设计和实现人生价值与目标的主动安排。它的重要性体现在以下方面。

(一)能大幅提升个人学习的动力

个人在选择人生努力方向时,只有确定目标,然后根据个人的特点设计适合自己的发展道路,坚持不懈地走下去,才有可能获得成功。但部分大学新生入学后不能明确自己的学习目的,学习动机模糊,这在不同程度上会导致学业不良,影响自身未来的发展成才。大学生接受高等教育实质上是接受职业教育,学会求职谋生本领的过程。只有明确大学生活的目标和个人努力的方向,学会规划、经营好自己的职业生涯,才能为大学的学习注入动力。

(二)能提高求职的成功率,缩短求职时间,降低就业成本

部分大学生入学后很少去思考自己是一个什么样的人,具备什么能力,能胜任什么工作,从未进行职业生涯规划和准备,懵懂地随大流,导致找工作时无所适从,甚至走弯路、费周折,最后仍难以找到与自身相匹配的工作。具有足够的信心和良好的自我决策能力对大学生求职择业十分重要,而自我决策能力的提高是离不开个人职业生涯规划的。只有做好了职业生涯规划,大学生活才能目标明确、充满活力,才能不断增强自身的职业素养,提高求职的成功率,缩短求职时间,降低就业成本。

(三)可降低就业失败风险,提高就业满意度

职业生涯规划有助于大学生清晰地认识自己,了解自己的兴趣,判断自己的能力,分析自己的优势、劣势,认识外部环境,了解相关职业的状况,分析和评估外部环境因素对自己职业生涯发展的影响,了解行业的现状和发展趋势,为自己的职业选择做好各种准备。做好职业生涯规划并全力经营,可以降低初次就业失败的风险,且容易使自己的才能和潜力得到充分发挥,在职场上游刃有余,在工作中水到渠成,从而提高就业的满意度。

（四）能提高未来生活品质

成功的职业生涯对个人生活品质的提高有重要的影响。个人有了事业，有了收入，有了社会地位，就可以在更大程度上选择自己想要的生活。

二、职业生涯规划方法步骤

（一）认识自己，评估自我（自我评估）

通过了解、分析自己的兴趣、性格、能力、需要、特长等，对自己所适合的职业和职业生涯目标做出合理的抉择。

（二）认识环境，了解职业（职业生涯机会的评估）

了解个人所处环境的特点，掌握职业环境的发展变化情况，明确自己在环境中的地位，以及环境对自己提出的要求和创造的条件等。

（三）确定目标（确立发展目标和路线）

合理、可行的职业生涯目标的确立可以发挥大学生的能力，激发大学生的潜力。因此，确定适合自己且有实现可能的职业发展目标时，要把自己的性格、兴趣、特长和选定的职业发展目标相匹配，考察自己所处的内、外环境与职业目标是否相适应。

（四）制定并实施方案（行动并提高执行力）

对应自己的行动计划，可将职业目标分解为长期目标（5~10年）、中期目标（3~5年）、短期目标（1~3年）。短期目标可再分为年度目标、学期目标等。分解后的目标有利于跟踪检查，有利于根据环境变化制订和调整短期计划，并针对具体计划采取有效措施。

（五）评估、反馈与调整

影响职业生涯规划的因素很多，有些变化因素是可以预测的，有些因素是难以预测的。因此，要不断地对职业生涯规划执行情况进行评估和调整。一是要对学期和年度目标的执行情况进行总结，确定哪些目标已按计划完成，哪些目标未完成。二是要对未完成目标进行分析，找出原因及发展障碍，制定解决相应障碍的对策及方法。三是依据评估结果对下一阶段的计划进行修订与完善。

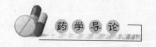

三、职业生涯规划案例

经营一家属于自己的药店

——我的职业生涯规划设计（2018年—2032年）

×××专业×班×××

步入大学，我们自由生活的空间大了，很可能会因为没有目标而迷失方向，给自己制定目标，就有了启航的方向。大学生职业生涯规划大赛给我们提供了这样的机会，我们要更好地规划自己的职业生涯，使自己能够有目标地学习，有目标地工作，有目标地生活，使自己每一天都过得充实、有意义。

一、认识自己，评估自我

1. 思想方面

优点：积极上进，严于律己，知恩图报。在思想和行动上积极主动向党组织靠拢，学习党的知识，现已是入党积极分子。积极参加志愿者活动，被评为学院"优秀志愿者"。

缺点：是"完美主义者"，有时目标设置和过程要求过高，导致后面的事情做不好。

2. 学习方面

优点：刻苦钻研，成绩优异，荣获2018年国家励志奖学金。先后被评为学院"三好学生"，获得学院第三届"榜样的力量·自强之星"等荣誉。

缺点：根据个人规划，学历层次仍有提升空间，并需要提高学习效率。

3. 工作方面

优点：担任学院督察部部长，组织参与校园活动，有较强的语言表达能力与组织能力。积极参加实习实践，在西安杨森制药有限公司见习，对医药代表的工作有了进一步的了解。

缺点：将事情化繁为简的能力较弱，事无巨细都想做好，还不能得心应手地处理问题。

4. 生活方面

优点：性格开朗，乐观向上，多才多艺。和家人朋友相处融洽，亲和力强。爱好民族舞，曾在文艺晚会上表演独舞，获得师生们的好评。

缺点：生活自理能力有待加强，要学会烹饪等生活技能。

二、认识环境，了解职业

1. 家庭环境分析

爸爸妈妈都在家务农，收入微薄，大学学费很高，而我的学费是通过国家助贷款而落实的，所以在校我都很努力学习专业知识。

2. 学校环境分析

广西卫生职业技术学院是一所公办的专科层次普通高等医药院校，是广西目前唯一的一所医药卫生类高等职业技术学院。学院教学资源丰富，教学设备先进、齐全，教师教学团队优秀，历届学生在工作岗位上大多兢兢业业，能吃苦耐劳，备受企业的好评。

3. 社会环境分析

相关医药行业有很光明的前景，特别是自改革开放以来，我国医药产值年平均增长率在10%左右。我国已成为世界上医药行业发展最快的国家之一。

目前人民的受教育程度和文化水平越来越高，人们对自身及家人的健康问题越来越关注。

4. 职业环境分析

医药产业是四大重点技术创新产业之一，也是一个技术密度高、投资金额大、投资周期长、风险大、效益高的国际化产业，所以医药产业在国民经济发展中占有举足轻重的地位。我国药学事业近几年的发展非常迅猛，许多药品都得到了国际市场的认可，也与国外企业建立了合作关系，但专业人才稀缺，这表明药学专业有很广阔的发展前景。

三、确立发展目标

基于上述自我评估和职业生涯机会的评估，我确立了自己如下发展目标。

1. 职业目标

从基层做起，努力提高自己的学历及工作能力，慢慢成为医药企业管理人员，最后拥有属于自己的药店。

2. 职业发展途径

掌握专业知识，考取药品行业职业资格证书（工种证）；英语四级→到企业实习→专升本；考取药士；考取药师→当上店长，考取执业药师证→积累一定阅历和资金，最后经营一家属于自己的药店。

四、制定并实施方案

1. 短期目标（2018年—2021年）

大学一年级稳扎专业基础知识，认真地做好每一门课程的笔记，积极参加学校举办的活动，还要参加社会实践，把学到的理论知识运用到社会实践中。在这一学年要通过英语B级考试，也要通过计算机一级考试。大学二年级在学好专业基础的前提下，掌握药学相关知识并能灵活地将所学知识运用

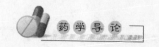

于实践；参加各种竞赛；考取工种证（药物制剂工），争取一次通过；学习成绩在本专业继续保持名列前茅，为继续深造奠定基础。大学三年级的实习时期，我要把握社会历练的机会，把学到的知识应用于实践，还要不断地总结实习经验。

2. 中期目标（2021年—2028年）

大专毕业后争取以优异的成绩通过"专升本"考试，进入本科学校继续深造，从而使自己的综合能力得到提升。在本科阶段学习中，我要积极参加药剂士资格考试，力争在2022年通过考试获得药士职称，然后继续到医药企业基层进行本科毕业实习，学习其先进的管理方式。毕业后选择适合自己的药店工作，积累工作经验，学习药店经营管理方法，竞聘储备店长职务，同时坚持不懈地学习专业知识，争取在2025年—2027年期间通过药学专业技术资格考试，获得药师职称。

3. 长期目标（2028年—2032年）

到2028年，有多年工作经验和管理经验的我争取竞聘当上药店店长。通过在店长职位的运营管理，进一步提高我的管理能力，积累管理经验，同时我仍要继续保持积极的学习态度，以饱满的精神迎接每一天。只有这样才有可能让自己成为优秀的企业管理人员。在2028年—2031年间积极备考执业药师，充分复习准备，争取在这3年内通过执业药师职业资格考试，获取执业药师资格。到2031年，我将本科毕业8年，积累了一定的资金，在家人的资助下应该能筹措足够资金开办药店。我将着手药店开办筹备工作，通过2年的筹备，在审批后就可以自己当老板，凭借自己的药学专业知识和药店管理经验去经营自己的药店，实现自己的理想。

五、评估、反馈与调整

1. 评估内容

（1）职业目标评估

① 如果自身能力不受限，可以达到目标，即使受到外部环境的暂时束缚，我仍会选择继续坚持。

② 如果自身能力（身体）受限，确定无法达到目标，我会选择放弃，并且争取"专升本"后考研究生，毕业后再去当老师。

③ 如果就业环境与目标不同，我选择适应环境。

（2）职业路线评估

① 大专阶段：如果我发现自己并不适合从事药店药学服务工作，我会选择"专升本"、考研究生、考教师资格证。

② 工作阶段：如果我发现自己并不适合从事药店药学服务工作，我会通过请教前辈，转到适合自己的岗位。

2. 评估时间

（1）半年做一次评估规划，在年初制订该年具体计划，按照年、月、周细分，并做好总结工作，积极反馈修正，保证目标有效实施。

（2）特殊情况下，在职位变更时期，我会随时评估并进行相应调整，我会酌情缩短规划周期，做到事事有规划。

3. 调整原则

针对自己的学习、家庭情况与职业发展状况，结合行业需求及公司需要，根据实事求是原则、特殊情况特殊对待原则、阶段性原则、整体原则来调整自己的规划。

六、小结

每个人心中都有一片森林，承载着收获、芬芳、失意、磨砺。一个人，若要获得成功，必须拿出勇气，付出努力和汗水。成功不相信眼泪，不相信颓废，不相信幻影，未来要靠自己去打拼，所以必须对自己的职业生涯进行规划。然而，计划赶不上变化，这就要求我们能依据新的情况，具体情况具体分析，适时对自己的规划进行调整。

生命就像一张白纸，等待着我们去描绘，去谱写它的辉煌！我相信我的未来。

（黄欣碧）

参考文献

［1］国家药典委员会. 中华人民共和国药典临床用药须知：中药成方制剂卷［M］. 2015 年版. 北京：中国医药科技出版社，2017.

［2］国家药典委员会. 中华人民共和国药典临床用药须知：化学药和生物制品卷［M］. 2015 年版. 北京：中国医药科技出版社，2017.

［3］国家药典委员会. 中华人民共和国药典临床用药须知：中药饮片卷［M］. 2015 年版. 北京：中国医药科技出版社，2017.

［4］孟锐. 药事管理概论［M］. 北京：中国医药科技出版社，2006.

［5］吴永佩，张钧. 医院管理学：药事管理分册［M］. 2 版. 北京：人民卫生出版社，2011.

［6］马建辉，闻德亮. 医学导论［M］. 4 版. 北京：人民卫生出版社，2013.

［7］张晓乐. 现代调剂学［M］. 北京：北京大学医学出版社，2011.

［8］孙春华，胡欣，李滔. 医院药事管理制度［M］. 北京：中国医药科技出版社，2006.

［9］彭司勋. 中国药学年鉴（2012）［M］. 上海：第二军医大学出版社，2013.

［10］劳动和社会保障部培训就业司，劳动和社会保障部职业技能鉴定中心. 国家职业技能鉴定教程［M］. 北京：现代教育出版社，2009.

［11］中华人民共和国人力资源和社会保障部，中华人民共和国国家中医药管理局. 国家职业技能标准：药物制剂工［M］. 北京：中国劳动社会保障出版社，2019.

［12］旷永青. 职业发展与就业指导［M］. 桂林：广西师范大学出版社，2008.

［13］中华人民共和国人力资源和社会保障部，中华人民共和国国家中医药管理局. 国家职业技能标准：中药炮制工［M］. 北京：中国劳动社会保障出版社，2019.